JN188623

ビタミンDでがんの再発・死亡を予防する！

ビタミンDは副作用のない抗がん剤

浦島充佳
Urashima Mitsuyoshi
東京慈恵会医科大学教授

さくら舎

目次◆ビタミンDでがんの再発・死亡を予防する！
~ビタミンDは副作用のない抗がん剤~

プロローグ~ビタミンDはがん医療のゲーム・チェンジャーになれるか~

第1章　スーパービタミン「D」の驚くべき効果

第2章　「がんの新常識」を知って、正しく恐れよう

第3章 がんとビタミンDの関係――Dは「死ぬがん」ほどよく効く

ビタミンDでがんの再発・死亡を予防する！

～ビタミンDは副作用のない抗がん剤～

プロローグ～ビタミンDはがん医療のゲーム・チェンジャーになれるか～

白血病と私

子どもの頃、漫画家になるのが夢でした。ところが、ある出来事が私の人生を変えました。小学6年の夏休み、学校の体育館で広島・長崎の原爆投下時の映画を上映するというので、物見遊山で観に行ったときのことです。映画ではなく、白黒の記録映像でした。学徒動員で女子中学生が家を出るところからはじまり、きのこ雲、そして重度の火傷を負った人々が焼野原をさまようシーン。想像していたものとは違い、気分が悪くなって途中で帰宅したのを覚えています。

そのあとで、被曝《ひばく》した子どもたちが白血病になったことを知りました。このことがきっかけとなり、白血病やがんの子どもを診る小児科医になりました。

病棟医時代、骨髄移植などを駆使して多くの命を救うことができました。しかし、同時に助けることができなかった幼い命もありました。忙しく身も心もズタズタになっていた頃、シドニー・ファーバー先生の名言に行き着きました。

戦後間もないころ、ペニシリンの開発で重症感染症を治療できるのだから次はがんに対する魔法の薬を開発しようという機運がありました。

そんな中、ファーバー先生は、ボストン小児病院でアミノプテリンという世界初の抗がん剤

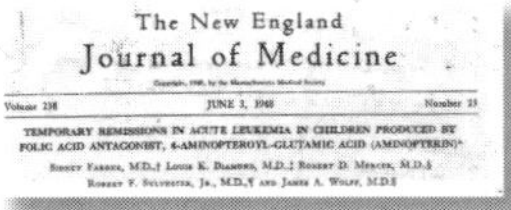
The New England
Journal of Medicine
Volume 238 JUNE 3, 1948 Number 23
TEMPORARY REMISSIONS IN ACUTE LEUKEMIA IN CHILDREN PRODUCED BY FOLIC ACID ANTAGONIST, 4-AMINOPTEROYL-GLUTAMIC ACID (AMINOPTERIN)*
Sidney Farber, M.D.,† Louis K. Diamond, M.D.,‡ Robert D. Mercer, M.D.,§ Robert F. Sylvester, Jr., M.D.,¶ and James A. Wolff, M.D.‖

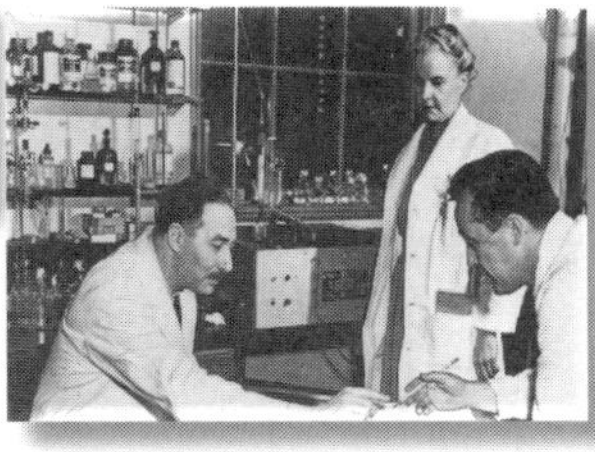

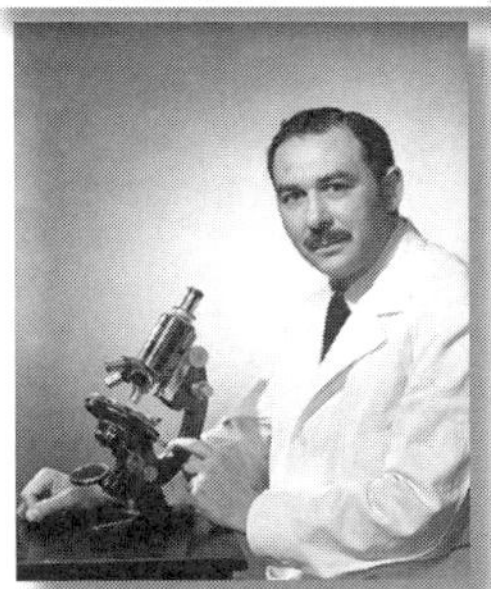

The young Dr. Sidney Farber (1947)

シドニー・ファーバー博士

A disease considered incurable could, in fact, be cured if the best physicians and researchers- regardless of their affiliation-worked together as a team.

- by Dr. Sydney Farber -

不治の病と考えられていた疾患であっても、最良の医師と最良の研究者が所属に拠らずチームとして働けば治し得る。

シドニー・ファーバー先生はボストン小児病院の病理医であった

を開発し、５人の白血病の子どもの寛解《かんかい》導入に成功したのです。

５人の治療経過は医学界では最高峰の雑誌『ニューイングランド・ジャーナル・オブ・メディスン（ＮＥＪＭ）』に載っています。[1]

１９４７年のことでした。ファーバー先生は、論文最後にまだまだ改善の余地があると述べていますが、がん治療分野でエポックメーキングの瞬間だったと思います。

『不治の病と考えられていた疾患であっても、最良の医師と最良の研究者が所属に拠らずチームとして働けば治し得る』

ファーバー先生のおっしゃったことは真実でした。私が専門とする小児急性リンパ性白血病は、昔は不治の病でした。しかし、抗がん剤の組合せ治療や副作用をコントロールできるようになり、２０００年代には9割以上が治る病気となりました。(2)（コラム：球史に残る４割打者の「野球以外の功績」を参照）

ファーバー先生の言葉に感銘を受けた私は、１９９４年から3年間、白血病の研究のためダナ・ファーバーがん研究所に留学したのです。

ここはファーバー先生の意思が継がれた施設です。実験研究の論文を「ＢＬＯＯＤ」などに多数発表しました。帰国後は再び小児がんの医療に従事しました。

しかし、いくら実験研究の論文を発表しても目の前の患者さんを救うことはできません。そこで疫学と生物統計学を駆使した臨床研究のやり方を基礎から学ぶために１９９９年からハーバード公衆衛生大学院に大学院生として再度留学しました。

帰国してから20年余りが経ちました。今、私は週に6日は小児科外来をこなしつつ、いまだに大学に留まり不治の病を治すべく新しい医療の開発に挑戦し続けています。

そんな中の２０２２年秋、私の親友がフィラデルフィア染色体陽性の急性リンパ性白血病に罹《かか》り入院したという連絡を受けました。一週間前まで元気だったのに突然胸の骨が痛み出し、数日で状態が悪化したというのです。

多種ある白血病の中で最も難治性《なんちせい》で、骨髄移植をしないと助かる見込みはありません。寛解導入に成功したものの抗がん剤による副作用で一時的に透析をまわさざるを得ない状況に至ったこともありました。

私が見舞いに行った際、「主治医から骨髄移植の説明があったんだけどどう思うか？」という相談を受けました。彼は私が小児科医ではありましたが白血病を専門としていたので私の意見も聞きたかったのでしょう。

骨髄移植の前処置では抗がん剤を大量投与しなくてはなりません。すでに腎不全《じんふぜん》になりかけた経緯があり、彼の身体がもつかどうか。

抗がん剤は分裂する細胞をやっつけます。そのため嘔気《おうき》・嘔吐《おうと》の消化器症状だけではなく、毛根を攻撃して髪が抜ける、骨髄の造血幹細胞を抑えて貧血や出血傾向、重症感染症に罹るなどさまざまな副作用に曝《さら》されます。

まさに「肉を切らせて骨を切る」タイプの治療です。さらに骨髄移植による拒絶反応も起こり得るし、一時的に白血球はゼロになりますから重症感染症に罹ってこれが命取りになることだってあるかもしれない。

私は最新のエビデンス（科学的根拠）を徹底的に調べました。

そして２０２０年にブリナツモマブという新薬のエビデンスを『ＮＥＪＭ』(3)に見つけたのです。その論文は第2相治験の結果で、「抗がん剤なしでこの特殊な白血病を完治させ得る」ことを示唆していました。

サプリメントのデータまで熟読すると、親友のようにＰＣＲ検査で白血病細胞を検知できないほど完全な寛解導入に成功した場合、ブリナツモマブで継続治療すると17人と数は少ないも

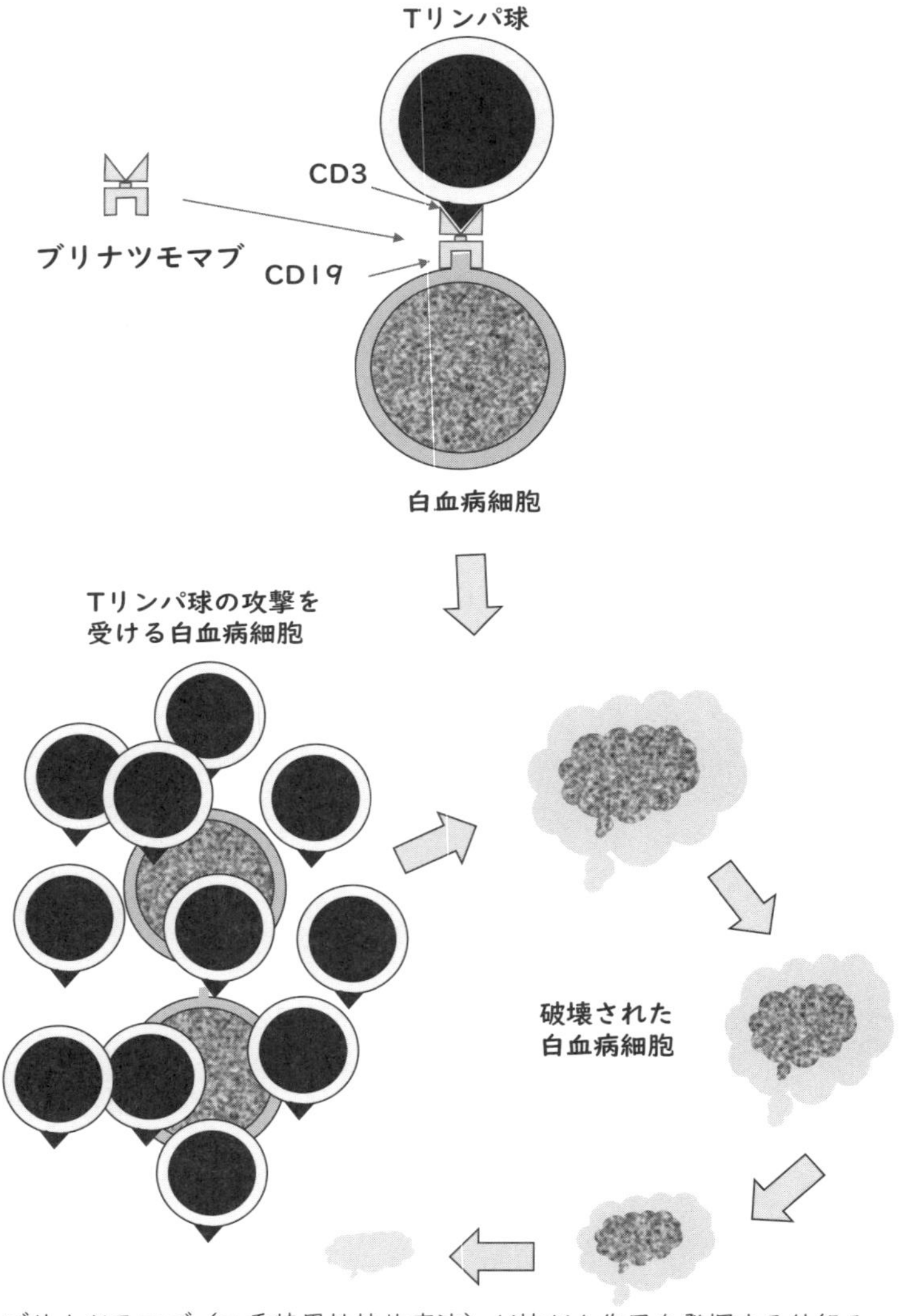

ブリナツモマブ（二重特異性抗体療法）が抗がん作用を発揮する仕組み

のの100%が1年半から2年間再発なく生きていたのです。

しかも抗がん剤も骨髄移植も一切使わずに。これは白血病をよく知る専門家としては信じられないような画期的な結果です。

なぜなら、骨髄移植をしなければこの病気に罹った患者さんは全員が死亡すると教えられてきたからです。ですから、この新薬は親友の救世主になると直観しました。

前ページの図をご覧ください。

普通抗体は細胞表面に発現された一種類のたんぱく分子に接着します。

ブリナツモマブは人工的に合成された二重特異性抗体で、白血病細胞上のCD19という分子とCD3というリンパ球（免疫細胞の一種）上の分子、これら2種類の分子にくっつくことで、リンパ球を白血病細胞に強制的にくっつけることができます。

これでリンパ球は白血病細胞を敵として認識し、攻撃して駆逐します[4]。

親友は私のアドバイスに従い、主治医の薦める骨髄移植というゴールドスタンダードを選ばず、新しい治療法に賭けたのでした。

実際、発症してから2年以上、治療を終了してから1年数か月、病気であったことがウソのようにその親友は元気に働いています。

しかも副作用は全くなし。病室にはダンベルが置いてあって、「点滴しながら仕事場に行きたい」と言って主治医を困らせるなど、がんを患う病人とはとても思えないほど元気でした。

「死ぬがん」と「死なないがん」：何が違う？

たしかに医療は進歩し、かつて治らないと考えられたがんも新しい医薬品の開発により治癒する病気となってきました。これは本当に素晴らしいことだと思います。

昭和の頃までは、医師も患者さんも誰もが「がんは死ぬ病気」と思っていました。

今では手術、放射線、抗がん剤による化学療法、いわゆるがんの「三大治療」に加え、抗体でがん細胞を攻撃する免疫を強化、いわゆる免疫チェックポイント阻害薬やＣＡＲ－Ｔ療法など、第４、第５のがん治療が登場し、患者さんの治療の選択肢が広がっています。

しかし、これらの治療法は重篤な副作用があったり、高額であったり、一部のがん種にしか効かないといった課題もあります。

その一方で、いまだに大勢の命ががんで失われています。

１９８１年以降、日本人の死因の第１位であり続け、「国民病」といわれる「がん」（悪性新生物）。厚生労働省「人口動態統計（確定数）」（２０２２年度）によると、日本人の２人に１人は生涯に１度はがんになり、４人に１人はがんで亡くなっています。

世界では年間およそ２０００万人ががんを発症し、９７４万人が死亡しています（２０２２年）[5]。

中でも肺がん、大腸がん、肝臓がん、胃がん、乳がん、食道がん、膵臓《すいぞう》がん、頭頸部《とうけいぶ》がんは人口に対する死亡率が高い。２０４５年には世界のがん死亡者は１６９０万人に膨れ上がると予想されています[(6)]。

ということは、単純計算ではありますが、およそ半数は「死ぬがん」で、残りの半数は「死なないがん」ということです。では、両者の間で何が違うのでしょう。

大きな違いの1つが、がん細胞の分裂・成長、つまりがんの進行スピードの速さです。ひとくちに「がん」といっても、進行のスピードが遅いものもあれば、進行のスピードが非常に速いものもあります。

進行の遅いがんの中には、そのがん細胞ができてから、組織に深く浸潤《しんじゅん》して悪さをはじめるのに、30年ぐらいかかるものもあります。

ゆっくり成長するがんであれば、1年に1回の検診で見つけることが可能です。それどころか、もし、60代で発見されたとしても、そのがんで命を落とすかもしれないのは90歳を超えてからです。

そうなると、がんで死ぬのが早いか、それとも寿命が尽きるのが早いか、がんと寿命との競争のような状態になります。また、そういう成長の遅いがんは、性質も穏やかで予後も良いので、長期に生存できるケースは珍しくありません。

全てではないもののスクリーニング検査でみつけて治療をしているがんは、そもそも進行スピードが遅く性質の悪くない「死なないがん」が多く含まれます。

２００６年にがん対策が法律化されて「がん対策基本法」が定められ、がん検診を無料で受けられるようになりました。しかし、がん検診で「死なないがん」を発見して治療しているだけだとすれば、「死ぬがん」の数、がんで亡くなる人の数は減りません。

「死ぬがん」の特徴：p53がん抑制遺伝子に重大な変異が見つかることが多い

一方、成長スピードの非常に速いがんでは1か月前のがん検診では影も形もなかったのに、発症時にはステージ4まで進行していて、手術適応外ということもあり得ます。実際、私の親友は一週間で急激に悪化しました。

また、運よく早い段階で見つけて治療しても、しばしば再発します。再発が局所的で手術可能な場合、根治《こんじ》が期待できることもありますが、手術で取りきれない、再発部位が複数箇所に及ぶ、遠隔転移があるなどの場合はいずれ最期を迎えることになります。

このような「死ぬがん」では、一体、何が起こっているのでしょうか。そのこともわかってきています。

詳しくはあとでお伝えしますが、死ぬがんでは高頻度で「がん抑制遺伝子」の1つである

「p53遺伝子」に変異、簡単に言うとキズがついています。p53がん抑制遺伝子の変異は他の遺伝子と比べて最も高率（およそ半数）かつ、ほぼ全てのがん種に観察されます。

アミノ酸置換を伴うミスセンス変異の頻度が多いのもp53遺伝子の特徴で、変異全体のおよそ8割に達します。

また、p53遺伝子の重要な部分にミスセンス変異を起こすと、p53たんぱくの立体構造も変わり代謝・分解されにくくなり、細胞の核内に蓄積し病理検体の免疫染色で「p53陽性がん」として同定されるようになります。逆に「p53陽性がん」が見つかればp53遺伝子の重要な部分にミスセンス変異があると判断されます。

次ページの図に、顕微鏡下でがん細胞はどんな形をしていて、正常細胞とどう違うのか？p53に対する抗体を使ってがん組織を染めると、p53陰性がんとp53陽性がんがどのように見えるのか？　のイメージ図を示しました。

この「p53陽性がん」患者さんは「p53陰性がん」患者さんと比較して再発・死亡リスクが高いことが多くのがん種で報告されています。

私たちが実施したアマテラス試験（これもあとで詳しく述べます）は食道から直腸までの消化管がん患者さんを対象としたものですが、22ページの図はプラセボ群における「p53陽性がん」と「p53陰性がん」の再発・死亡リスクの時系列変化を示したグラフです。

プラセボ群に絞って解析した理由は、まずビタミンDの影響を抜きにして、「p53陽性がん」

正常細胞は均一な形状と大きさを
持ち、規則正しく配列しています。

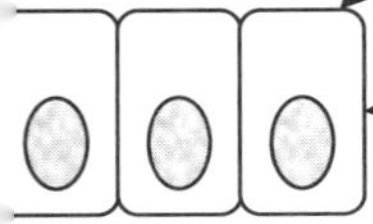

正常細胞の核は均一な大きさで、
染色性も一定です。

正常な組織の構造が明確で、各層
や境界がはっきりしています。

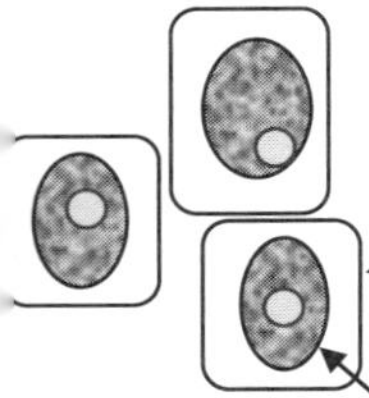

がん細胞の形状や大きさが不均一
で、配列も乱れています。

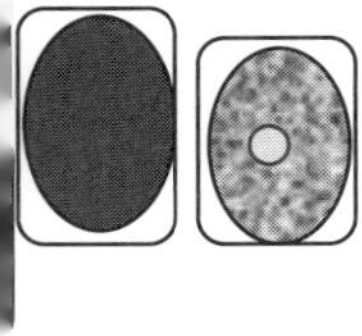

がん細胞の核が大きく、形状が不
規則です。

がんの組織はその構造が崩れ、
層や境界が不明瞭になります。

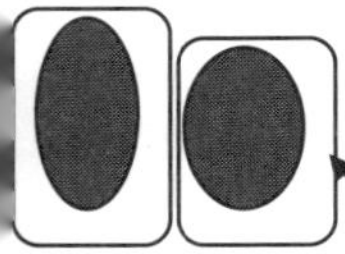

抗p53抗体を使って染色する
と、陽性のものは細胞核が茶
色く染まります（但しこの図
では黒）。

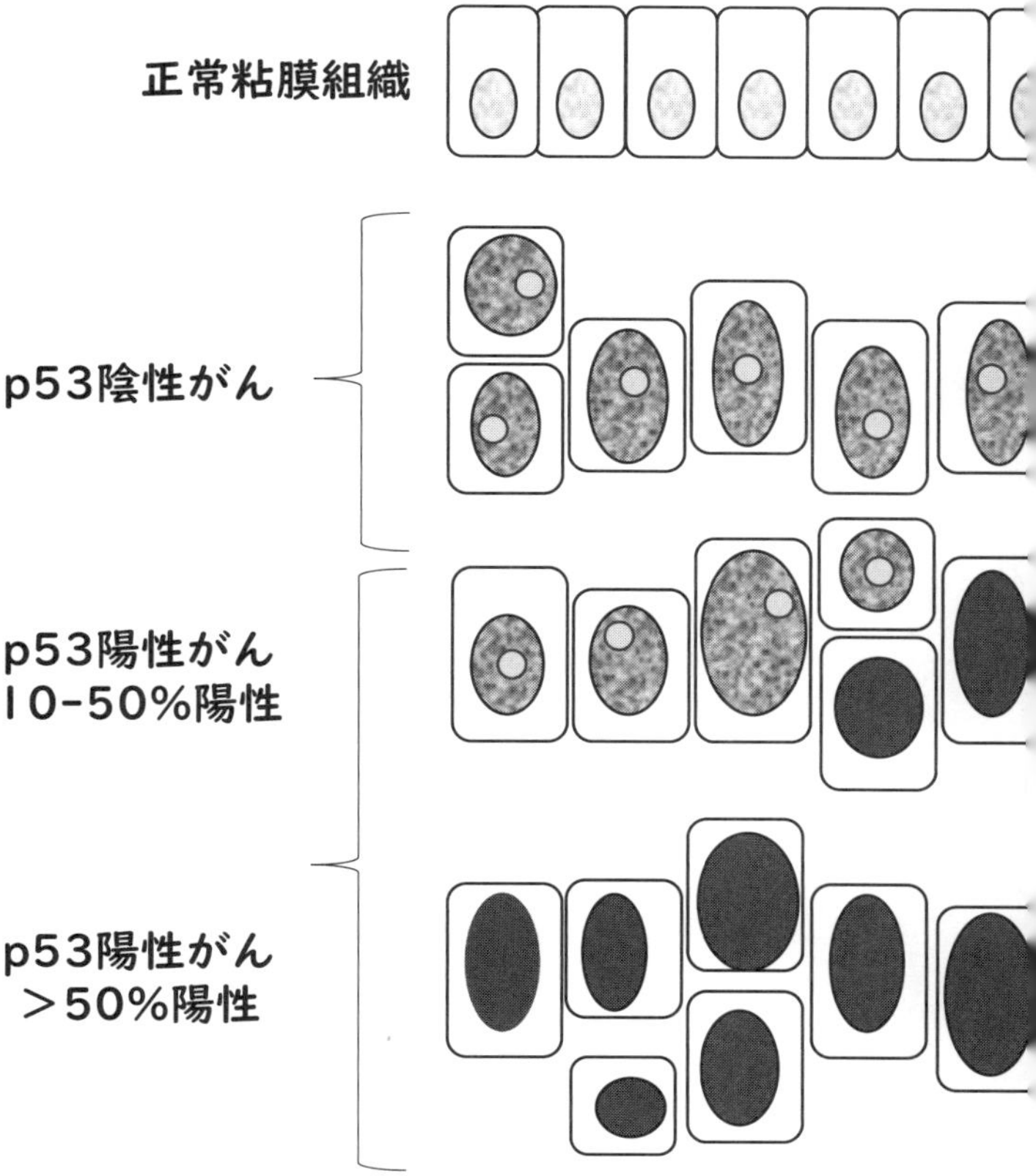

正常細胞と「p53陰性がん」と「p53陽性がん」のイメージ図

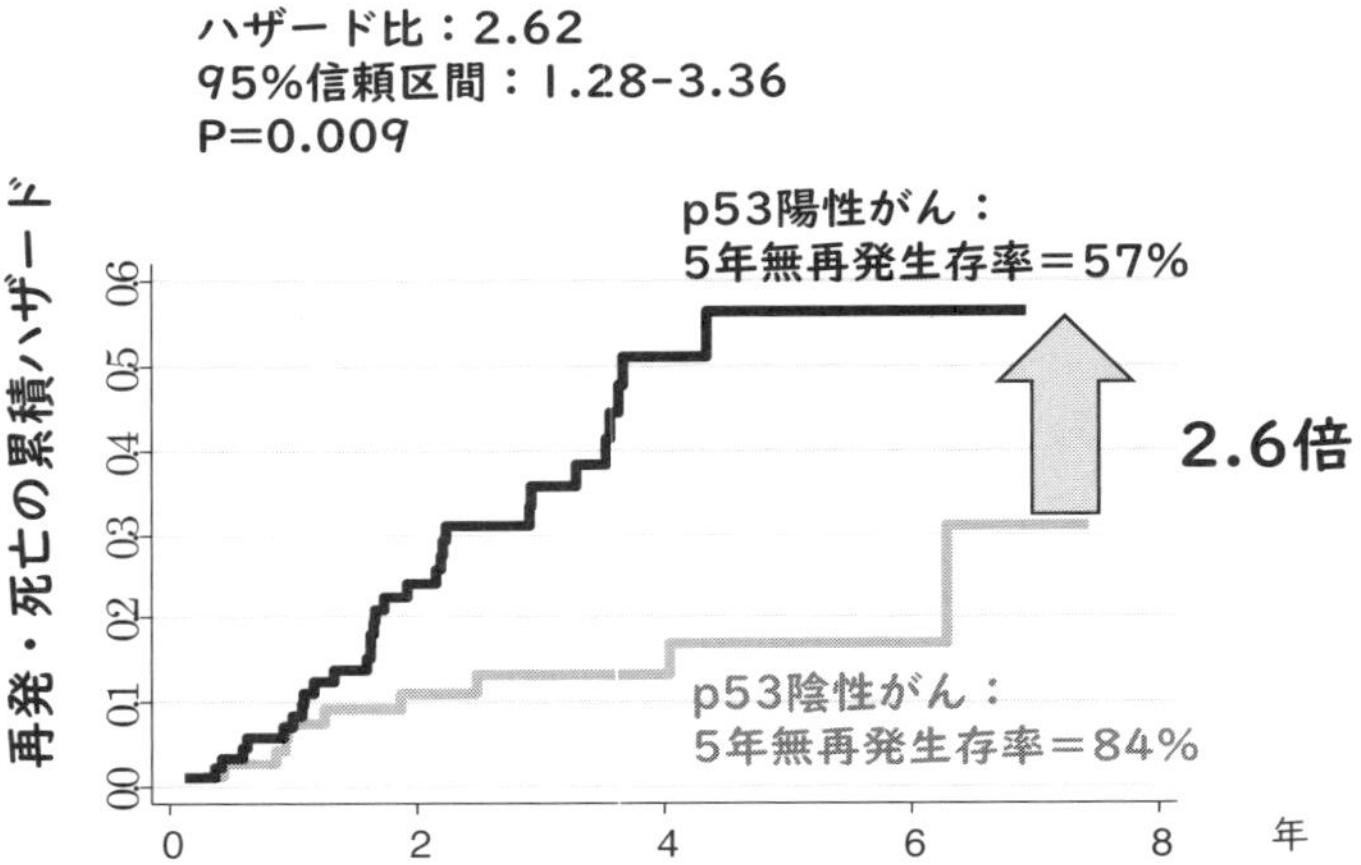

プラセボ群におけるp53陽性がんとp53陰性がんの再発・死亡リスクの比較

患者さんの再発・死亡率がいかに高いかをご理解いただきたかったからです。

横軸はサプリメント内服開始してからの年数、縦軸は再発あるいは全ての原因による死亡のリスクを示しています。全ての原因というのは術後合併症や抗がん剤の副作用、がんの治療とは全く関係ない心筋梗塞や脳卒中による死亡も含まれます。

両群は横軸も縦軸も内服開始時点で再発・死亡した人は居ないので「0」からはじまります。そして、再発・死亡が発生する度、グラフは階段を昇るように少しずつ上がります。この階段をより早く上に駆け上がったほうが再発・死亡リスクが高いと思ってください。

グラフの読み方を理解した上で上図をみると、「p53陽性がん」患者さんは「p53陰性がん」患者さんと比較して顕著に再発・死亡リスクが高いことがご理解いただけると思います。実際、「p53陽性がん」群において、サプリ開始から5年経った時点で57％の患者さんが再発なく生きておられました。一方「p53陰性がん」では84％の方がそうでした。その差は27％です。

ハザード比（リスクの比較を表す指標）が2・62ですから、「p53陽性がん」であるというだけで、2・62倍も再発・死亡のリスクが高く、さらにP値が0・009と0・05より小さいので統計学的にも有意、すなわち「p53陽性がん患者さんの再発・死亡リスクはp53陰性がん患者さんのそれと明らかに異なる」と結論付けることができます。

もちろん他にも多種多様の「がん抑制遺伝子」や「がん遺伝子」があり、それらの異常が治りにくさに影響していることもあります。ただ本書ではp53を主役に話を進めて参ります。持論となりますが「**p53を制すものはがんを制す**」と考えるからです。

一方、p53をターゲットにした治療薬は存在しません。しかし、ビタミンDサプリは薬ではありませんが、p53を制し、「死ぬがん」を減らせる可能性があります。その根拠をこれから示していきたいと思います。

ビタミンDサプリは「死ぬがん」を減らす

「死ぬがん」に「ビタミンDのサプリメントが有効」といったら、あなたはどのように感じま

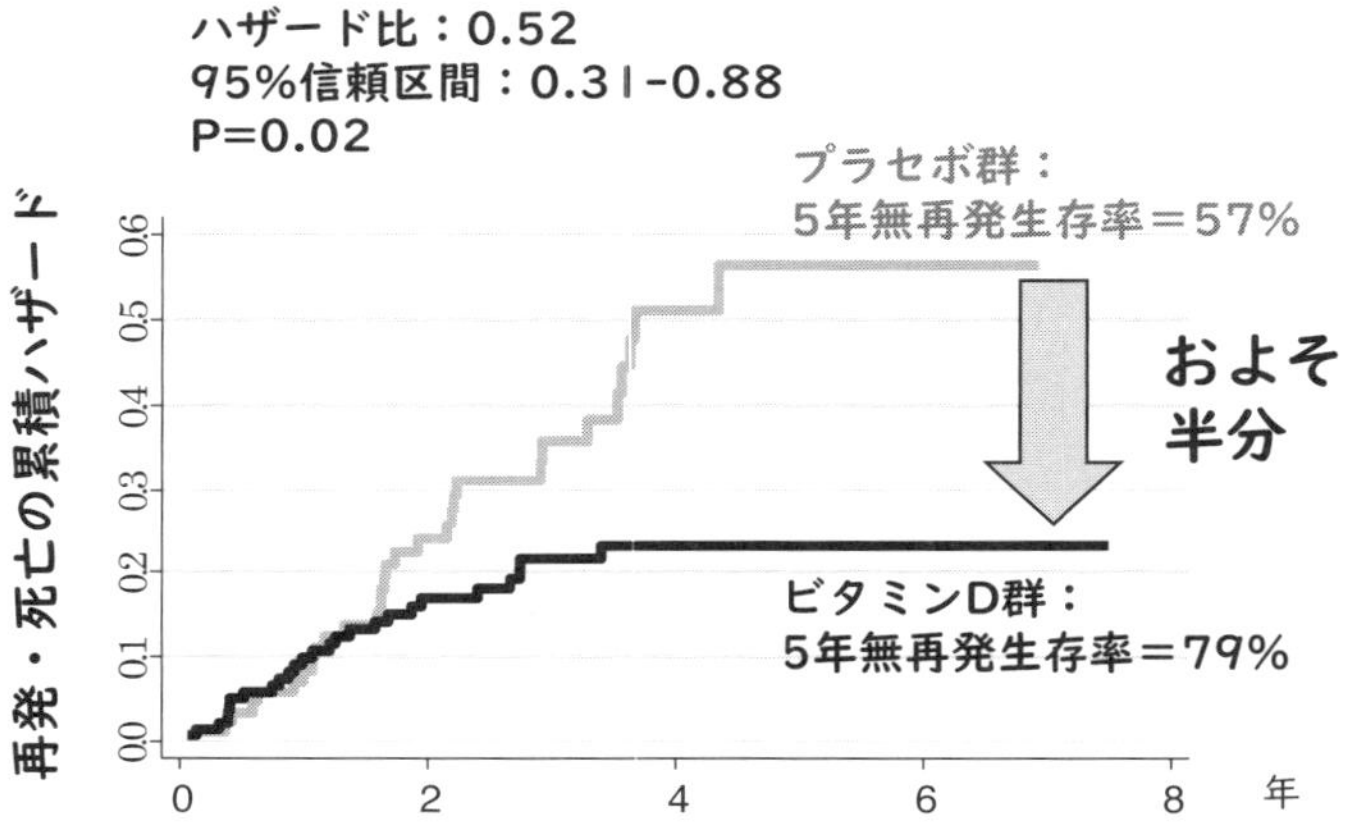

p53陽性がんにおけるビタミンD群とプラセボ群の再発・死亡リスクの比較

すか？

「ビタミンDは骨を丈夫にする栄養素。がんに効くわけがない！」

「ビタミンDのサプリメントでがんが治るなら、誰も苦労しない！」

ほとんどの方は、このように思われるのではないでしょうか。

詳しくは第3章に譲りますが、ここではハイライトだけを紹介します。

私たち研究チームは消化管がんの患者さんを対象にビタミンDサプリで再発・死亡を抑制できるか否かを検証するアマテラス試験を実施しました[7]。

その事後解析（上図）において「p53陽性がん」患者さんだけに解析対象を絞ると、ビタミンD群はプラセボ群と比較して顕著に再発・死亡リスクが低いことをご理解いただけると思います。

実際、ビタミンD群において、サプリ開始から5年経った時点で79%の患者さんが再発もなく生きておられました。

一方、プラセボ群では57%の方がそうでした。引き算をしてビタミンDが22%の再発・死亡を予防したとも解釈できます。

また、ハザード比が0・52ですから、「ビタミンDサプリを内服することで再発・死亡のリスクをおよそ半分にすることができる」と結論付けることができます。この研究結果は米国がん学会の雑誌に掲載されました(8)。

私たちの研究チームはアマテラス試験を更に深掘りして事後解析してみました。

今度はp53陽性がんだけではなく、それに加えて腫瘍《しゅよう》マーカーである血中抗p53たんぱく抗体が検知できた患者さんにフォーカスしてみました。次ページの図をご覧ください。

先ほどの解析と比べて、ビタミンD群とプラセボ群のグラフの乖離《かいり》度がより顕著になりました。

実際、ビタミンD群において、サプリ開始から5年経った時点で81%もの患者さんが再発もなく生きておられましたが、プラセボ群ではわずか31%だけでした。その差は50%です。

ハザード比が0・27ですから、「ビタミンDサプリを内服することで再発・死亡のリスクを73%、あるいはおよそ4分の1近くに減ずることができる」と結論付けることができます。

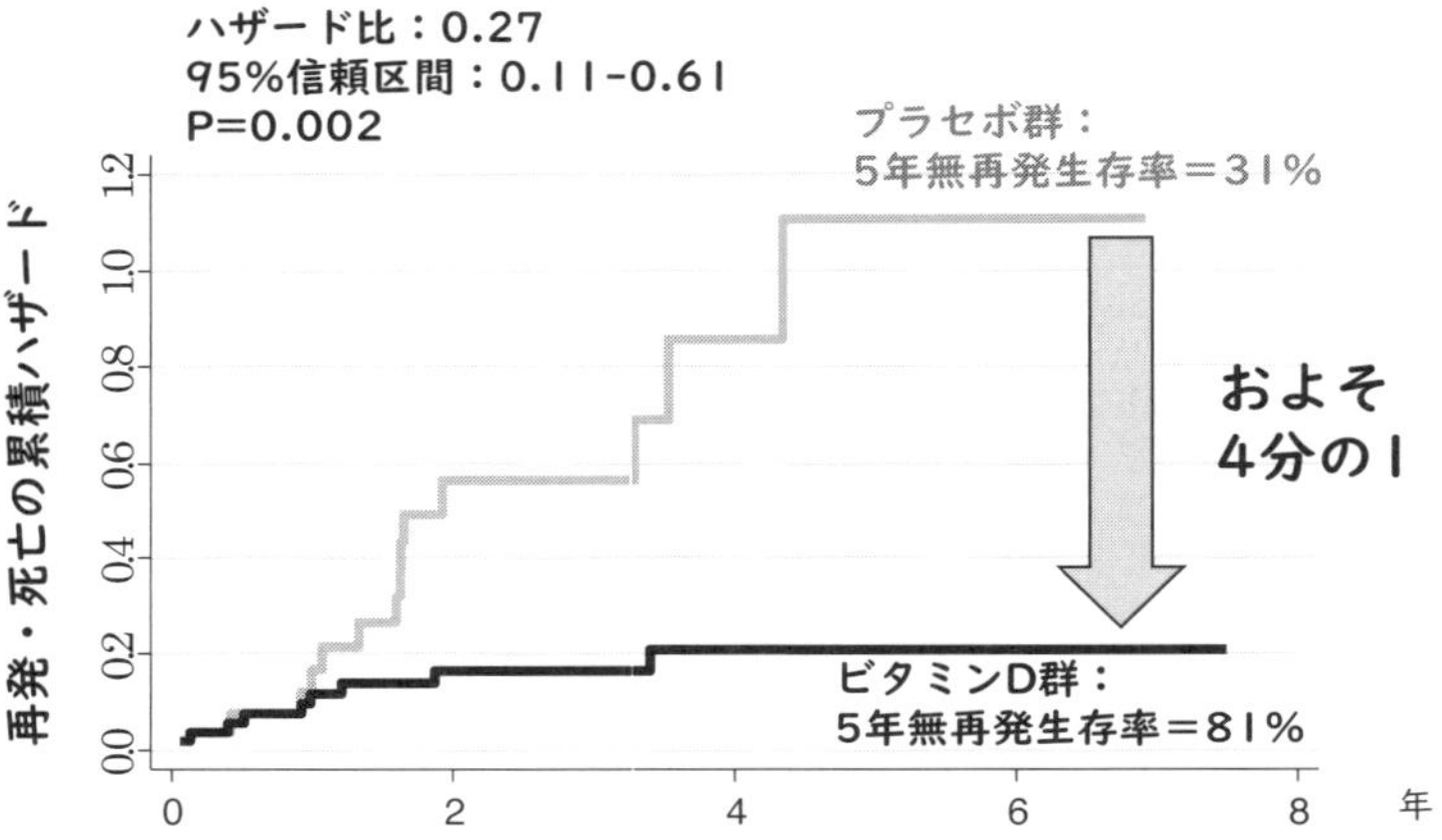

p53陽性がん＋血清抗p53抗体陽性におけるビタミンD群とプラセボ群の再発・死亡リスクの比較

この研究結果は米国医師会雑誌の姉妹誌（JAMA NO）に掲載されました。[9] 世界中から大きな反響がありました。その中でも嬉しかったのは、ビタミンD研究の権威であるボストン大学医学部のホリック教授が論文を査読し、なおかつ、論文にレビューを書いてくださったこと。

教授は、

「アマテラス試験およびp53陽性がんの事後解析の結果は、がん治療のゲーム・チェンジャーになり得る」

と高い評価をしてくださいました。[10]

私がビタミンDの研究をはじめたのは、教授の書かれた総説[11]を読んだことがきっかけです。そのご本人からエールをいただいたのですから、感激もひとしおでした。

その旨を含め博士にお礼のメールをお送り

したところ、「実は、私は進行がんに侵されていて、ビタミンDサプリを毎日6000IU（＝150マイクログラム）を飲んでいる。君たちの研究には、心底期待しているから頑張ってくれたまえ」という返事がありました。

私の胸は熱くなりました。このときすでに、最後に紹介するアマテラス2試験を開始していて、ビタミンDサプリががんに有効か否かを明らかにするという使命は私たちの双肩《そうけん》にかかっているからです。

2019年、私がアマテラス試験の結果を「アメリカ医師会誌（JAMA）」に誌上発表[7]する3か月前、ハーバードの研究チームによって、アマテラス試験の事後解析を後押しする試験結果が「ニューイングランド・ジャーナル・オブ・メディスン（NEJM）[12]」に発表されました。

ちなみに米国のNEJMとJAMA、英国の「ランセット（LANCET）」と「イギリス医師会雑誌（BMJ）」は臨床研究の最高峰であり、医学雑誌四天王と称されています。ネイチャーやサイエンス誌よりも平均の引用件数は高いことでも有名です。

彼らはまだがんを発症していない健康な2万5000人余を対象に二重盲検《にじゅうもうけん》ランダム化プラセボ比較試験（医師にも患者さんにも薬かプラセボかを伝えずに行う試験で、バイアスや交絡が混入し難く最も科学的信頼性が高い研究デザインとされます）を行い、ビタミンDサプリが

「がんの発症」を予防できるかを検証しました。

二重盲検とは試験に参加する人々、およびがんを発症したか否かを評価する医師は、サプリがビタミンＤ入りなのかプラセボといってビタミンＤが入っていない偽サプリなのか区別がつかないようにすることです。

ランダム化とは、試験に参加することに同意してくださった人をビタミンＤ群とプラセボ群に研究者やそれを手渡す人の意思によらずランダムに振り分けることです。

そのことで、ビタミンＤかプラセボかの違いを除いて、年齢、性別、肥満度、喫煙や飲酒歴、食生活や運動習慣などの測定したデータだけではなく、ゲノム情報など測定していないものも含め全てが両群間で均等に分布します。

その結果、プラセボ群と比較して統計学的に明らかにビタミンＤ群でのがん発症率が少なければ、「ビタミンＤはがんの発症を予防する」と明確な結論を下すことができます。

私はこの健康な2万５０００人を対象にした試験を製薬会社の助けなしに実施したこと自体に驚きました。すごい力技だと思います。これはバイタル試験と命名され、ビタミンＤサプリの用量はアマテラス試験と同じ２０００ＩＵ（＝50マイクログラム）連日内服でした。

まず、次ページの表をご覧ください。

がん全体（がんの種類やその性質に関係なく全てのがんをひっくるめて）の発症リスクを抑える効果については、ビタミンＤ群で発症した人７９３に対してプラセボ群８２４と、わずか

	ビタミンD群 12,927人	プラセボ群 12,944人	ハザード比 (95%信頼区間)
がんの発症			
がん種全て	793	824	0.96 (0.88-1.06)
乳がん	124	122	1.02 (0.79-1.31)
前立腺がん	192	219	0.88 (0.72-1.07)
大腸がん	51	47	1.09 (0.67-1.02)
死亡			
がんによる死亡	154	187	0.83 (0.67-1.02)
全ての原因による死亡	485	493	0.99 (0.87-1.12)
2年以内の発生は除外			
がんによる死亡	112	149	0.75 (0.59-0.96)
心筋梗塞・脳卒中による死亡	274	296	0.93 (0.79-1.09)
全ての原因による死亡	368	384	0.96 (0.84-1.11)

にビタミンD群のほうが少ないものの、統計的に有意とはいえません。

また、がんによって死亡した人数についてもビタミンD群154人、プラセボ群187人で、ハザード比が0・83なのでビタミンDの方がプラセボより17％多くリスクを下げています。しかし、これもギリギリ有意差はありませんでした＝がん死を確実に減らしているとは言い切れないということです。

しかし、注目すべきはここからです。

彼らはサプリメントを開始してから2年以内にがんで亡くなった人はノーカウントにして事後解析を行っています。

ビタミンD（25ビタミンD）の血中濃度がある程度上がっても、抗がん作用はそれより遅れてやってくるだろうと考えたのです。

すると、内服を始めてから2年目以降にがんで亡くなった人数は、ビタミンD群で112人、プラセボ群は149人、ハザード比が0・75なので、**ビタミンDサプリはがんによる死亡を25％減らすことができました。しかもこの結果は統計学的にも有意だったのです**。

つまり、4人に1人のがん死亡を防いでいる、ということがわかったのです。

心筋梗塞や脳卒中による死亡も、全ての原因による死亡も、統計学的に有意な差ではなかったものの、ビタミンD群のほうが少ない傾向にありました。

また、ビタミンD群はプラセボ群に比べて、高カルシウム血症や尿路結石《にょうろけっせき》などの副作用が増えたなどということも一切ありませんでした。

さらに、ハーバード大学のチームは、極めて重要な追加発表をアメリカ医師会姉妹誌（JAMA　NO）に報告しています[13]。

NEJMに論文発表したあとで研究データを、計画書にないやり方で事後解析したのです。入念に検討したその結果、「ビタミンDサプリを内服することで、死なないがんの発症を予防できないが、死ぬがんの発症リスクを17％も予防することができる」と結論づけました。

この研究では「死ぬがん」に「遠隔転移を起こしたがん」も含まれていました。このようながんのほとんどは残念ながら最期を迎えるからです。

「死なないがん」は発症しても、適切な治療により完治して死ぬことはないのでさほど心配はありません。しかし、「死ぬがん」の発症を予防できるとなったら、これは素晴らしい。そういうデータを、ハーバード大学の研究チームは出してきたのです。

その根拠について、ハーバードのチームの示したグラフ（次ページ）を参照しながらもう少し詳しく解説します。

これは、ビタミンDまたはプラセボの内服をはじめてからがんを発症した人のうち、がんを発症してさらに遠隔転移を来す（遠隔転移を来すとステージ4で残念ながらほぼ100％死亡します＝研究期間を延長すれば亡くなった可能性が高い）か死亡した場合のみをカウントしました。

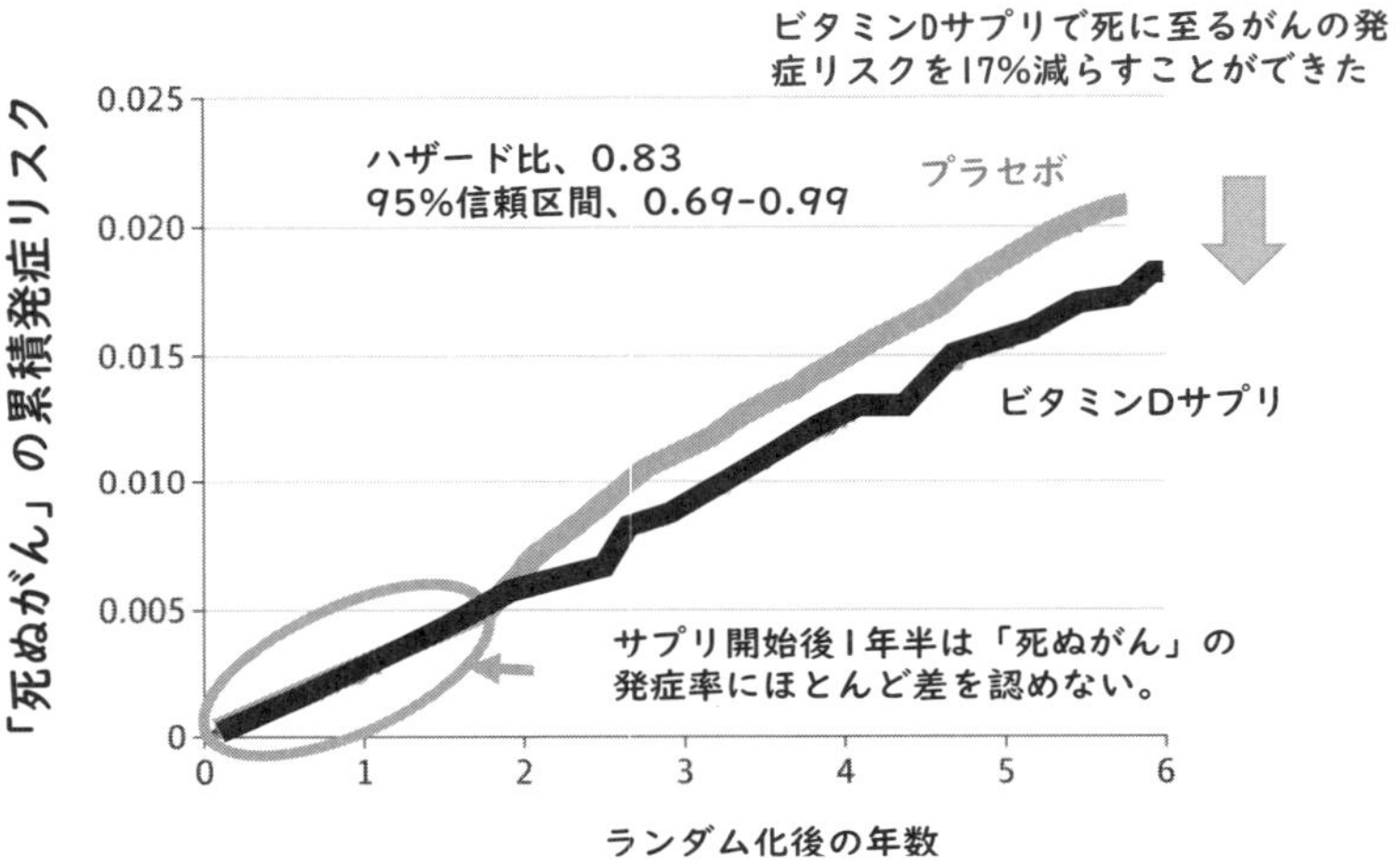

逆に、がんを発症しても転移したり死亡したりしなかったがんの発症はカウントしていません。つまり、「死ぬがん」と判明した人だけにターゲットを絞り、あらためてその発症率をグラフ化したもの。

グラフは横軸がビタミンDサプリかプラセボにランダム化した後の年数で、縦軸が「死ぬがん」の累積発症リスクです。「死ぬがん」が発症する度にグラフは上昇します。右肩上がりのスピードが速ければ速いほど「死ぬがん」の発症リスクが高いことをあらわしています。

ビタミンDとプラセボとの死亡率は、試験開始から1〜2年あたりまでは差がみられません。これは、あとでお見せしますが、アマテラス試験でも同様の現象がみられました。おそらく、ビタミンDの血中濃度ががんに対して有効に働き出すのに要する時間だと考えられます。

しかし、2年目以降、ビタミンD群に比べプラセボのほうが早く上昇しました。チームはビタミンDサプリで死に至るがんの発症リスクを17％減らすことができたと結論しています。

2020年3月、新型コロナが世界に蔓延《まんえん》し、人々は緊急事態宣言の下、エッセンシャルワーカー以外は自宅待機や在宅ワークが推奨されました。特に欧米で新型コロナによる死者数がうなぎ上りで増える中、国境は閉鎖されロックダウンにより経済活動もペースダウンせざるを得なかった頃のことです。

そんな中の3月25日、ドイツがん研究センターのベン・ショットカー博士から一通のeメールが私宛に届きました。

「浦島先生の研究も含め、世界で実施されたビタミンDサプリを使った二重盲検ランダム化プラセボ比較臨床試験のデータを可能な限り多く集めて国際共同研究とし、ビタミンDサプリのがん患者さんの再発・死亡に対する効果をメタ解析で検証したい。だからデータを提供してくれないか？」というのです。

私は「コロナ禍という難しい時代にあっても個々人ができることをして人々や社会に貢献したい」というマインドに感銘を受けました。

コロナ禍にあって大勢の命が失われましたが、新型コロナウイルスという共通の敵に対して国境を越えて「ソリダリティ＝連帯」が生まれた頃でもありました。名前も知らなければ会ったこともない人々がネットで繋がり、人類共通の困難、この場合「がん」に立ち向かう。私は二つ返事で協力を申し出ました。

エビデンス（科学的根拠）で最も信頼性が高いのは、二重盲検ランダム化プラセボ比較臨床試験のメタ解析です。これは、エビデンス・ピラミッドの頂点にあり、トランプでいえばスペードのエースのように決定的な力を持ちます。

さらに今回のメタ解析には工夫が凝らせてあります。

通常のメタ解析は論文の表にあるサマリーの数値を合算して特殊な統計解析を実施しますが、今回のものはＩＰＤ－メタ解析といって、研究者から個人を特定できるデータを除外した上で、エクセルシートを提出してもらい、試験参加者一人一人のデータを合算します。

そのことで全体だけでなく、元々ビタミンＤ不足の人たちには有効だが、充足している人たちには無効といったサブグループ解析も可能となります。

データを提供してから3年、研究成果がやっと日の目を見ることになりました。アマテラス試験の結果も含め、世界中からビタミンＤとプラセボとを使った二重盲検ランダム化プラセボ比較臨床試験のデータを、何と10万人分集めての成果誌上発表でした[14]。私も共著者に含まれています。

その結果、「**毎日ビタミンDのサプリを摂取していると、がんの種類に関係なく全てのがんの死亡率を12％減じ得る**」ことを証明することができました。

さらに、**がんを発症してから毎日ビタミンDを摂るようになった場合でも、がんの死亡率が11％も下がっていた**のです。

がんを発症する前からビタミンDを摂っても、がんの術後からビタミンDを摂っても、がん死を防ぐことができるとわかったことは画期的です。

2022年のデータによると、現在、世界中のがんによる死亡者は約1000万人。もし、その12％もビタミンDのサプリを飲むことによって予防できるとすれば、単純計算ではありますが年間120万人の命を救うことになります。

それはどんなに手術が上手い外科医であってもできないことです。まして、手術の適応外であるがん患者さんもいることを考えると、ビタミンDサプリはどんな名医にも、どんな治療法にも優るといっても過言ではないかもしれません。

主役は活性型ビタミンDではなくその前駆体（25ビタミンD）

人間は、日光に当たることで8～9割、食事、例えばサケ、サバ、イワシなどの油の多い魚やシイタケなどから1～2割のビタミンDを得ています。

次ページの図をご覧ください。太陽の紫外線は皮膚に浸透し、皮下のコレステロールをプレビタミンD、ビタミンDに変換します。

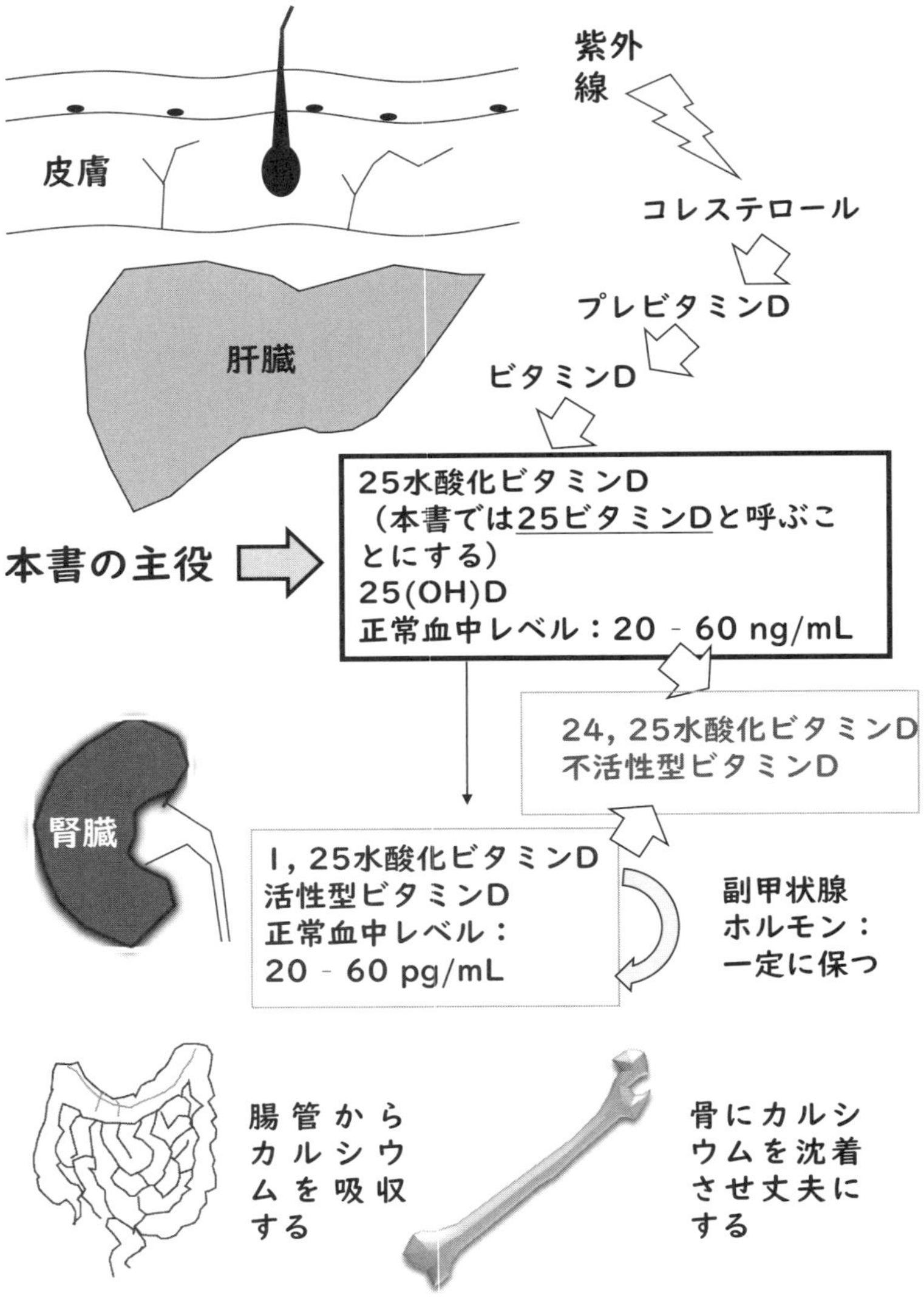
紫外線
皮膚
コレステロール
プレビタミンD
肝臓
ビタミンD
25水酸化ビタミンD
（本書では25ビタミンDと呼ぶことにする）
25(OH)D
正常血中レベル：20 – 60 ng/mL
本書の主役
24, 25水酸化ビタミンD
不活性型ビタミンD
腎臓
1, 25水酸化ビタミンD
活性型ビタミンD
正常血中レベル：
20 – 60 pg/mL
副甲状腺ホルモン：一定に保つ
腸管からカルシウムを吸収する
骨にカルシウムを沈着させ丈夫にする

プレビタミンＤやビタミンＤの過剰は日光によって破壊されます。よって、日光への過剰な露出によってビタミンＤ中毒が起こることはありません。

皮膚および食事から得られるビタミンＤは、肝臓で25ヒドロキシビタミンＤ（本書では25ビタミンＤと呼ぶことにします）に代謝されます。これが本書の主役です。

25ビタミンＤは腎臓で活性型ビタミンＤになります。

このレベルは、副甲状腺ホルモンなどによって正常範囲を逸脱しないように厳密に調節されます。また濃度も25ビタミンＤの１０００分の1なので、ビタミンＤの過不足の影響はあまり受けません。

そして、腎臓や小腸でのカルシウムとリンの吸収を促進し骨を丈夫にします。医師が処方するのはこの活性型ビタミンＤのほうです。薬なので高カルシウム血症という副作用を起こすことがあります。

一方、ビタミンＤサプリメントは食品に含まれるものと同じなので血中25ビタミンＤレベルは上がりますが、活性型ビタミンＤが増えるわけではないので、高カルシウム血症には理論上なりません。

医師であっても25ビタミンＤと活性型ビタミンＤの区別がついていないことが多いので、その点、誤解なきようにしてください。

ではどうやってビタミンDが「死ぬがん」の再発・死亡率を抑えるのか？

２００７年、前出のボストン大学医学部のホリック教授がＮＥＪＭにビタミンＤに関する総説を載せました[11]。ホリック教授はビタミンＤの大御所で１９７２年以降10編の論文をサイエンス誌に掲載しています。

この総説では25ビタミンＤという前駆体の役割について述べられていました。25ビタミンＤは血液を介して全身の組織の細胞に運ばれ、取り込まれた細胞内で活性化されて細胞内のビタミンＤ核内受容体と結合し、細胞の核の中に移行してＤＮＡプロモーター領域というｍＲＮＡへの転写を制御するいわばスイッチ部分に接着します。

そのことで、数百から数千種類の遺伝子の発現を調整していると考えられています。このことは25ビタミンＤレベルの多寡が人のゲノムの数％から10％の発現をコントロールしていることになります。その結果、たんぱくの産生量が変化して、免疫細胞や各臓器の生理機能も大きな影響を受けます。

身体の全ての細胞が25ビタミンＤを取り込み利用していることがわかってきました。特にがん細胞に取り込まれた25ビタミンＤは、遺伝子の発現を調節してその増殖を抑制し、逆にアポトーシス（細胞のプログラムされた死）を誘導する働きがあるとされています。

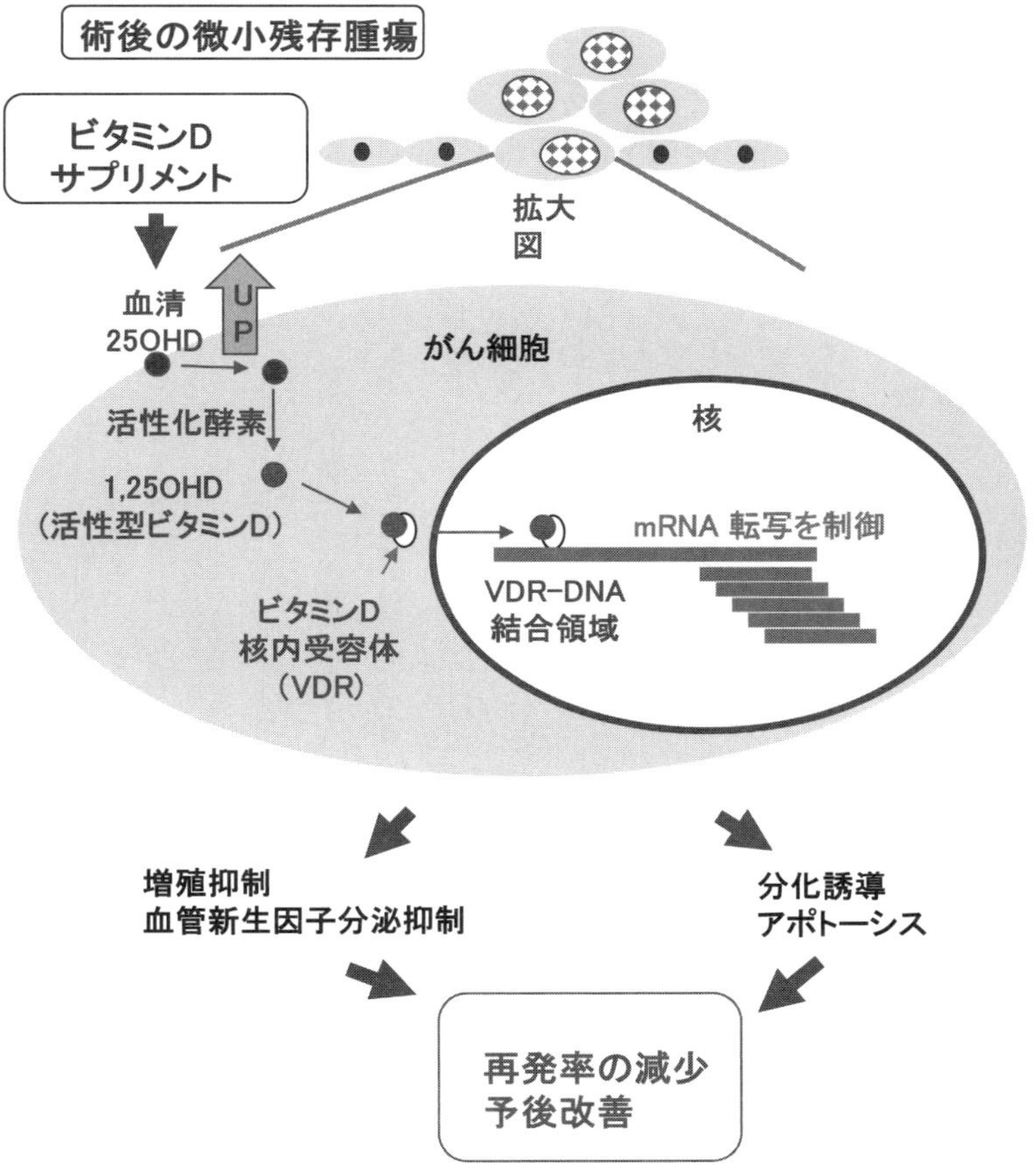
術後の微小残存腫瘍
ビタミンD
サプリメント
拡大
図
血清
25OHD
UP
がん細胞
活性化酵素
核
1,25OHD
（活性型ビタミンD）
mRNA 転写を制御
VDR−DNA
結合領域
ビタミンD
核内受容体
（VDR）
増殖抑制
血管新生因子分泌抑制
分化誘導
アポトーシス
再発率の減少
予後改善

ではビタミンDはどのようなメカニズムでp53陽性がんの再発・死亡を抑制するのでしょうか？　一つの仮説を紹介したいと思います。

がん抑制遺伝子の一つのp53の働きを説明します。

「がん抑制遺伝子」というのは、全ての正常細胞が持っていて、その遺伝子から作られるたんぱく質は細胞が「がん化」しないように、言わばブレーキとして機能します。

紫外線や放射線、喫煙、活性酸素などの影響で遺伝子に傷がつくと、あるいは細胞分裂の際一定の頻度で発生するＤＮＡの読み取りエラーにより突然変異が発生すると、p53遺伝子は細胞内でp53たんぱくを産生し、細胞分裂を止めて遺伝子を修復します。

修復不能であればアポトーシス（細胞のプログラムされた死）させ、遺伝子に傷を持った状態で細胞が増え続けないようにして、がん化リスクを低減するように働きます。

たとえば車を運転していて不具合があればまずブレーキをかけて一旦停車し、故障箇所を点検しますが、それと似ています。

しかし、p53遺伝子が傷つく、これは細胞のブレーキが壊れることを意味します。その結果、p53を含む傷ついた遺伝子を修復できず、あるいは自爆することさえもできず、遺伝子に傷を持った状態で細胞が分裂を続けることになります。

このような理由もあって全てのがんにおいてp53の遺伝子変異が最も多いのです。

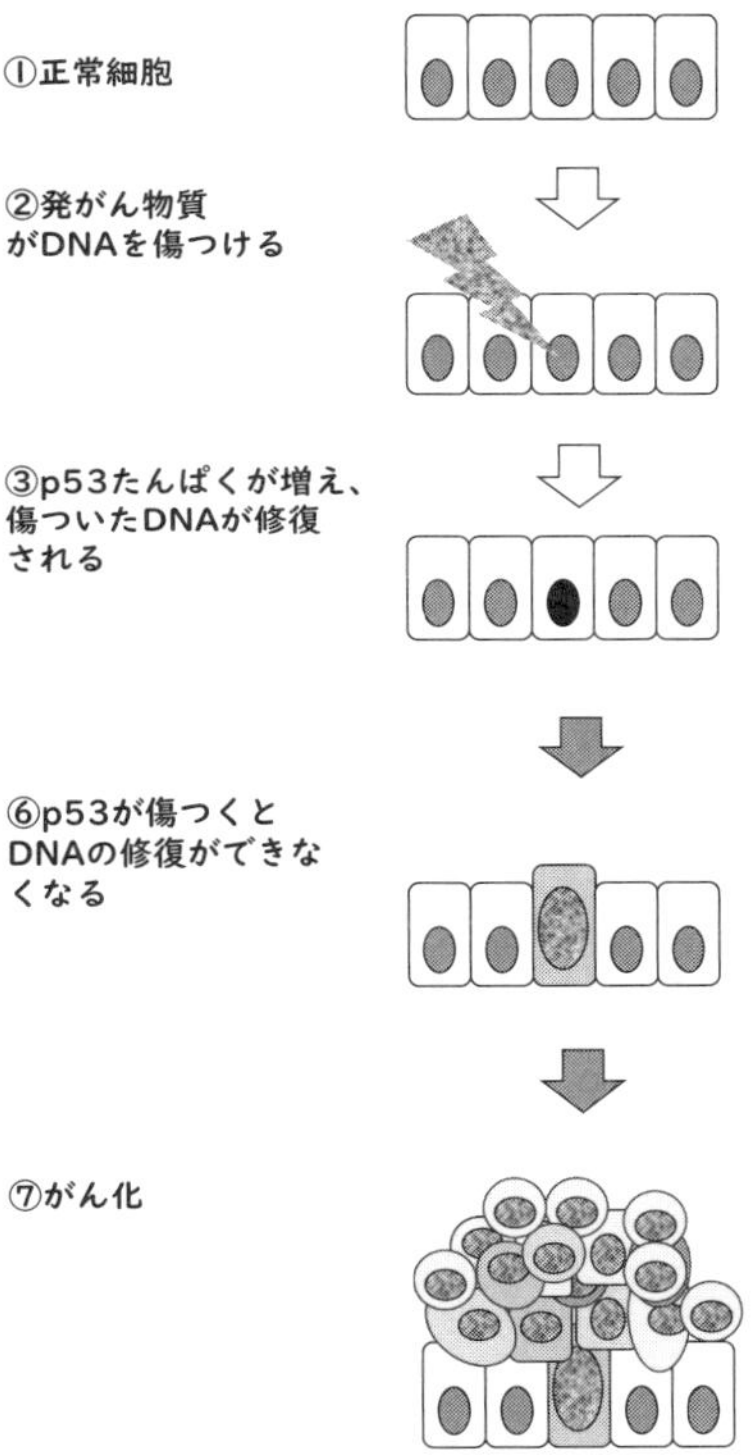
①正常細胞
②発がん物質
がDNAを傷つける
③p53たんぱくが増え、
傷ついたDNAが修復
される
⑥p53が傷つくと
DNAの修復ができな
くなる
⑦がん化

p53遺伝子に傷がついてしまった場合

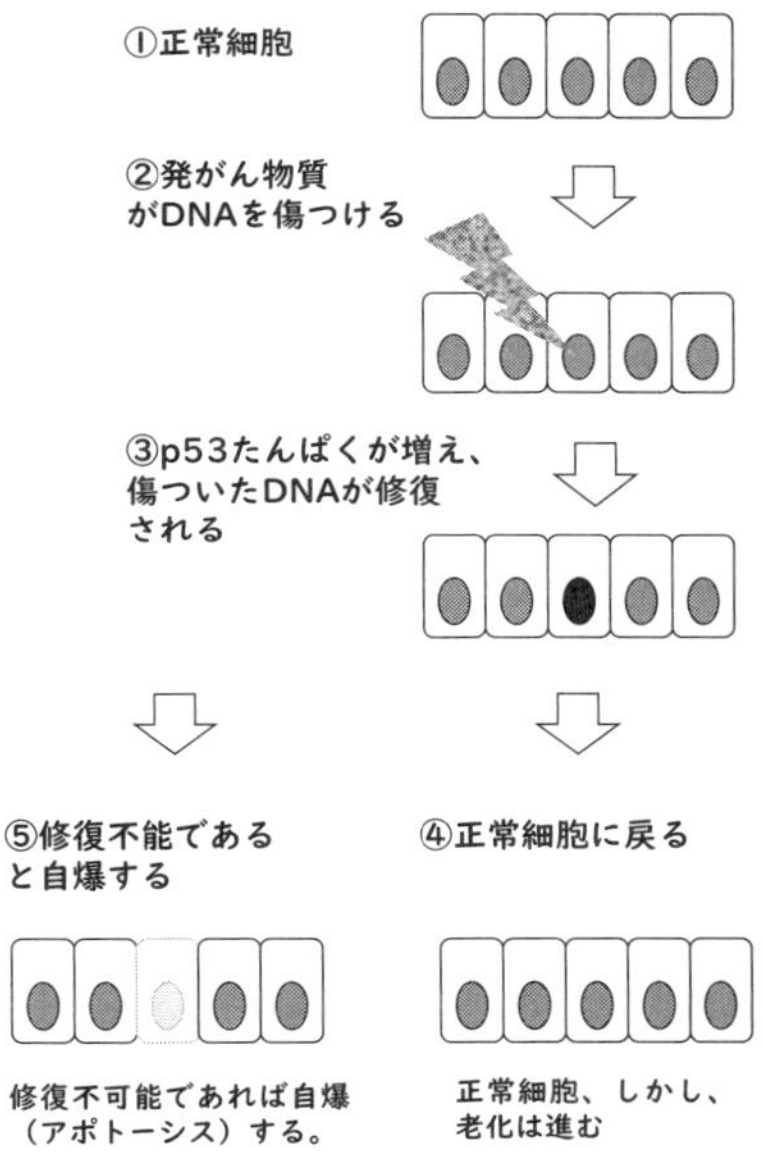
①正常細胞
②発がん物質
がDNAを傷つける
③p53たんぱくが増え、
傷ついたDNAが修復
される
⑤修復不能である
と自爆する
④正常細胞に戻る
修復不可能であれば自爆
（アポトーシス）する。
正常細胞、しかし、
老化は進む

p53遺伝子に傷がついていない場合

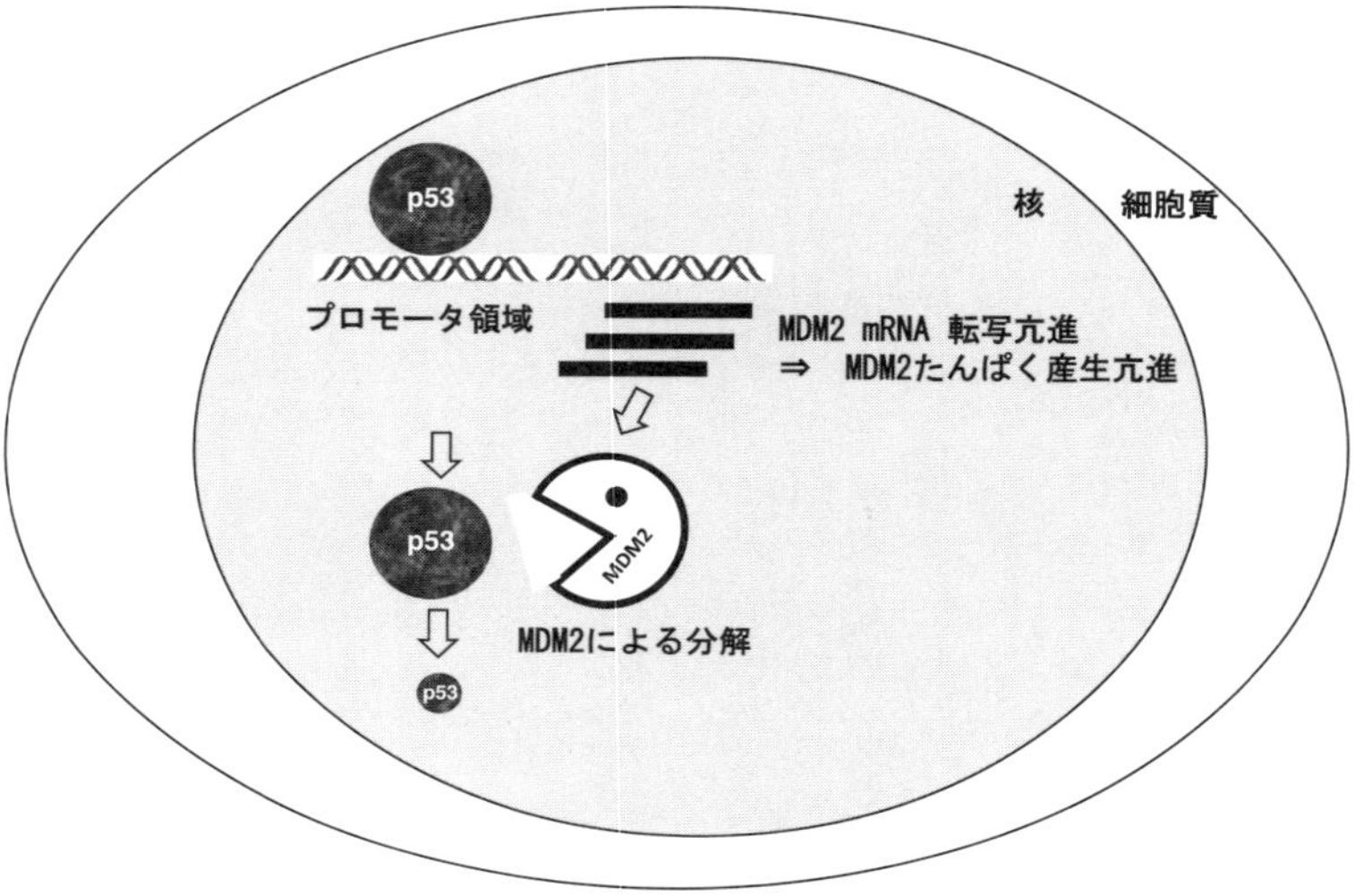

ブレーキが壊れた細胞は遺伝子が修復されないまま、あるいは次々と遺伝子変異を蓄積し、異常増殖し、制御不能となって、やがてがん化します。

上図のように、細胞内で増えたp53たんぱくはＭＤＭ２遺伝子のプロモーター領域（スイッチのようなもの）に接着し、その下流にあるＭＤＭ２遺伝子のＲＮＡへの転写、さらにはたんぱく質の産生を促進します。

ＭＤＭ２たんぱくは増えたp53たんぱくを分解し、また元の状態に戻ります。

このように正常の細胞ではp53たんぱくが増え過ぎないように調整されます。

しかしルーレットで大当たりすることがあるように、２万余ある遺伝子の中から偶然にもこのp53遺伝子にキズがついてしまうことがあります。すると、ブレーキの役割を果た

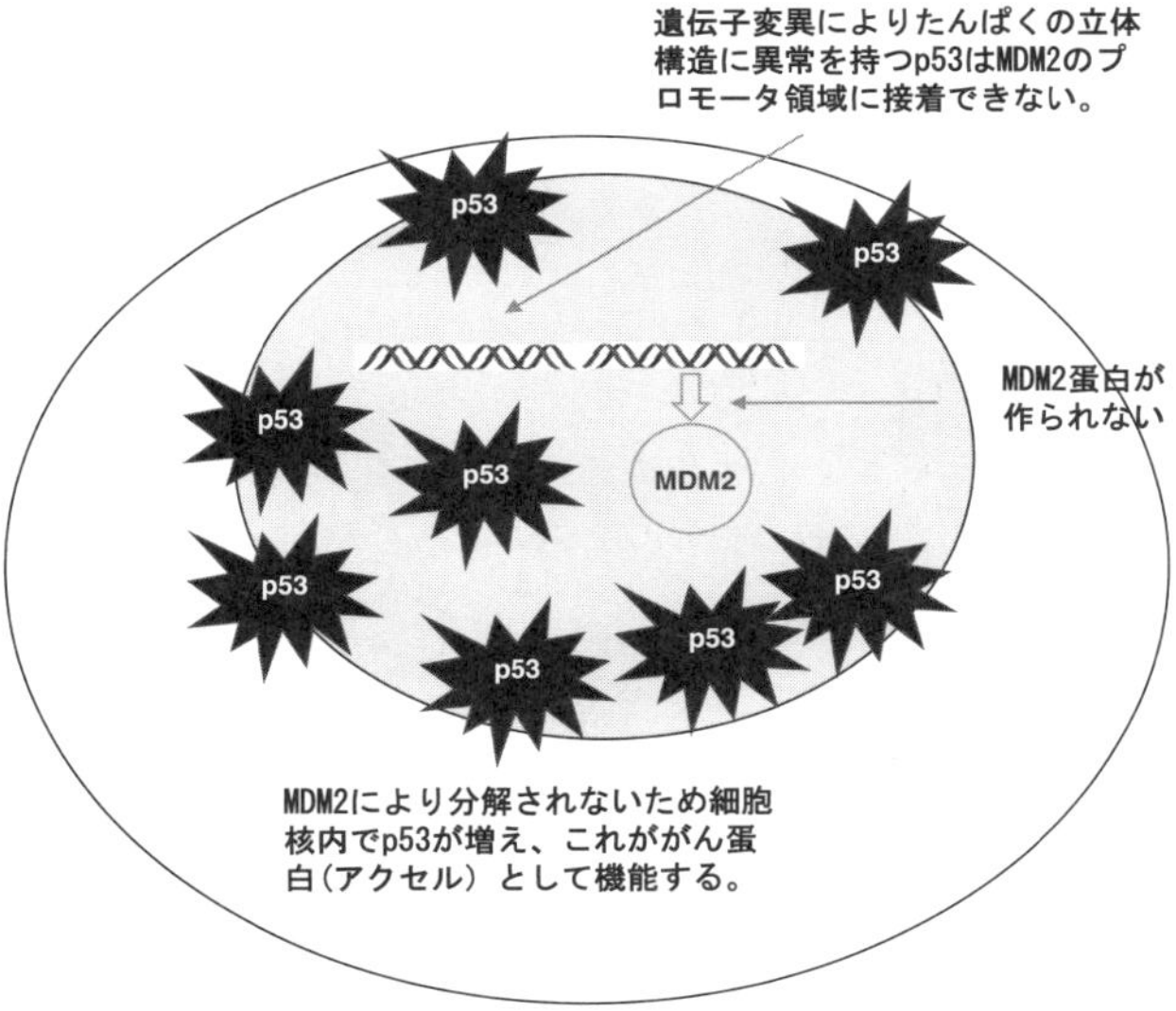
遺伝子変異によりたんぱくの立体
構造に異常を持つp53はMDM2のプ
ロモータ領域に接着できない。
p53
MDM2蛋白が
作られない
MDM2
MDM2により分解されないため細胞
核内でp53が増え、これががん蛋
白（アクセル）として機能する。

せなくなってしまい、細胞は遺伝子に傷を持った状態で分裂し続けることになります。

その結果、遺伝子の異常が蓄積してやがて「がん化」します。

さらに、キズついたp53遺伝子は、自らがん細胞を増殖させる「がん遺伝子」、言わば「がんアクセル遺伝子」としても働きます。ですから「がん遺伝子」は「がん促進遺伝子」と呼んだほうがしっくりくるかもしれません。ブレーキだけでなくアクセルも壊れた状態ですから、車は暴走します。

そのため、死ぬようなタチの悪いがんでは高い頻度でp53遺伝子の変異がみつかります。

そういう意味では、非常に厄介な遺伝子であり、逆に、

「p53遺伝子を制することができれば、がんを制することができる」

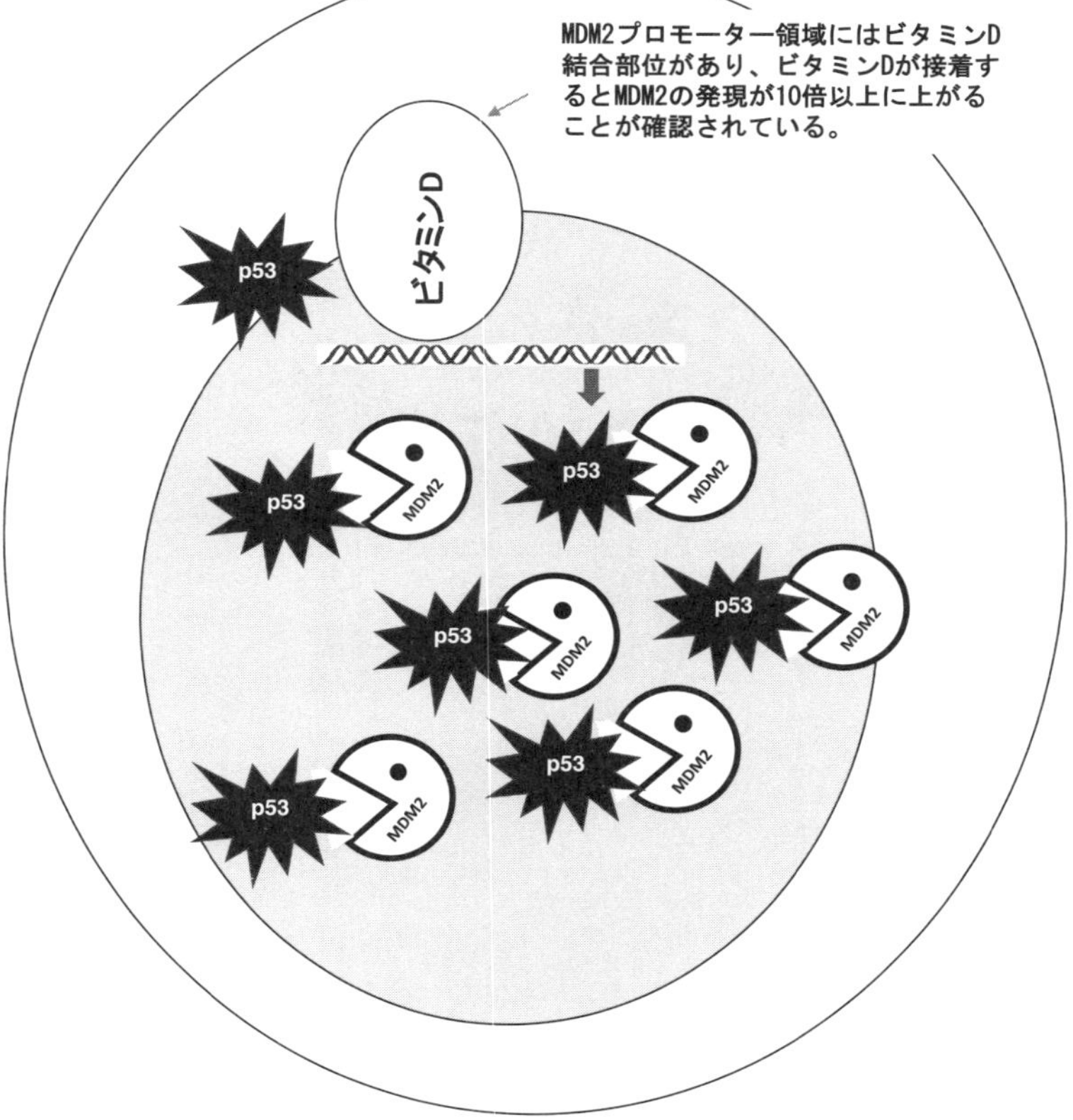

細胞核内で増えたp53は分解され、がん蛋白としての機能を失う。

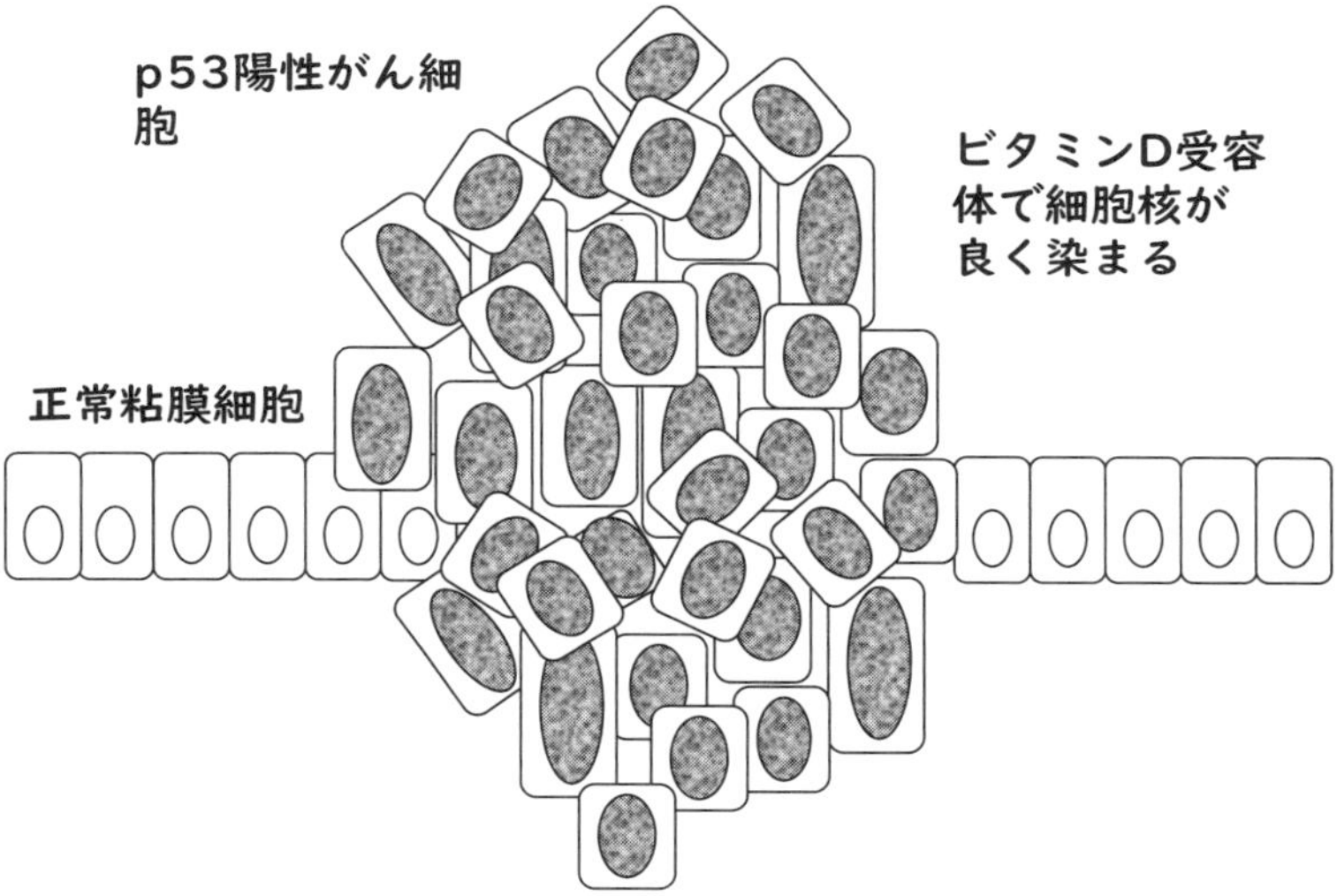

このようにいっても、決して言い過ぎではないと思います。

p53遺伝子が変異し、本来あるべきアミノ酸が別のアミノ酸に置き換わるとたんぱく質の立体構造が変化します。

特に中心部分などp53たんぱく質として重要な部分の立体構造が変わるとMDM2のプロモーター領域に接着できなくなります（43ページ図）。

その結果、細胞内でMDM2は増えず、逆にp53たんぱくは分解されないため細胞内に蓄積し、今度は「がんアクセル遺伝子」として働くため細胞はがん化するだけではなく、早いスピードで増殖する「死ぬがん」となってしまうのです。

ところが、MDM2プロモーター領域にはビタミンD結合部位があり、ビタミンDが接

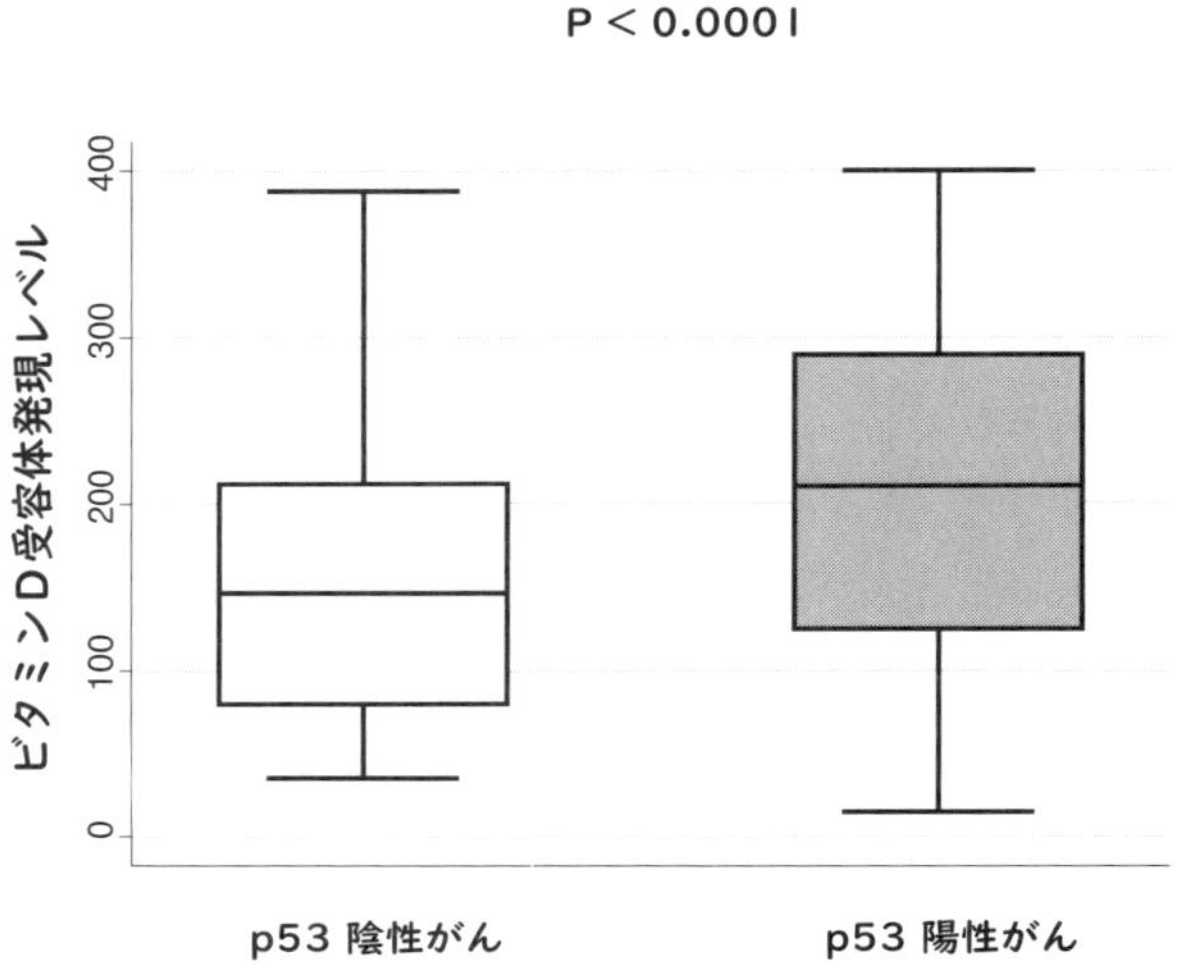

着するとＭＤＭ２の発現が10倍以上に上がることが確認されています[15]。

その結果、増えたp53たんぱくが分解されると想定されます。

つまり免疫組織染色でp53たんぱくががん細胞内にしっかり染まる、いわゆるp53陽性がんではビタミンDサプリがp53たんぱくを減らすため、再発・死亡が減るという仮説を立てました（44、45ページ図）。

さらにアマテラス試験の事後解析で検討したところ、p53陽性がんはビタミンD核内受容体をたくさん発現する傾向にありました（上図）。

そのことからも、p53遺伝子に重大な傷を負った場合、がん化しないようにするためにビタミンDがどうしても必要なのだと思います。

皮膚の細胞は日々紫外線に曝されて細胞核内のＤＮＡが傷つきます。

同時に紫外線により皮下のコレステロールからビタミンDが作られます。

身体で最も遺伝子が傷つきやすい皮膚とがん化しないようにビタミンDをつくる場所も同じ皮膚であることは無関係ではない気がします。

先に述べてきたように、がん細胞の核はしばしばビタミンD受容体を過剰発現しています。

特にp53たんぱく陽性がんで過剰発現の程度が著しい傾向にあります。このことはp53陽性がん細胞がビタミンDを欲しているサインなのかもしれません。

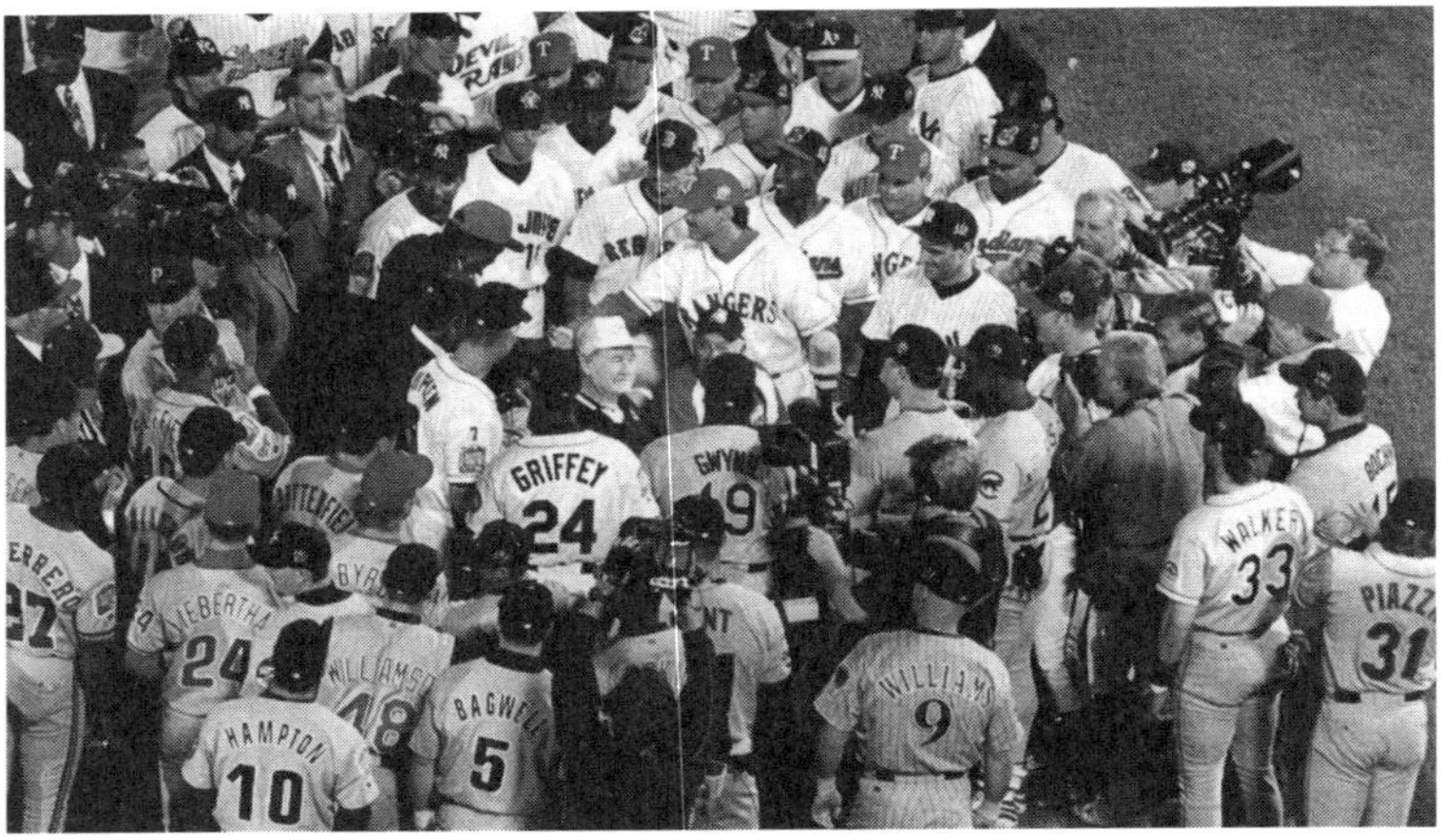

［コラム］

球史に残る4割打者の「野球以外の功績」

２０２４年、メジャーリーガーの大谷翔平がエンジェルスからドジャースに移籍し、54本のホームラン、59盗塁を達成しました。

そして悲願のアメリカ大リーグのワールド・シリーズ優勝をも成し遂げました。

まさに日本の誇る野球界のヒーローです。

メジャーリーグと聞くと、１９９９年７月にボストンのフェンウェイ球場で開催されたオールスターゲームを思い出さずにはいられません。

私の２回目の留学のときのことでした。

始球式には地元レッドソックスが誇りとする歴史的な強打者、テッド・ウィリアムズの姿がありました

(右ページの写真)。

テッドは１９４１年に４割６厘の打率をたたき出し、以降、４割超えの打者が現れていないことから「最後の４割打者」と呼ばれています。

大谷でさえ今季の打率は３割１分でした。

テッドは、がんの子どもたちの良き支援者でもありました。

始球式には少年時代に白血病だった65歳の紳士（Einar Gustafson氏：ファーバー先生はプライバシーに配慮して少年のことをジミーと呼んだ）も登場し、

「みなさんの支えがあったからこそ、４人の孫にも恵まれ幸せな人生を歩むことができました(写真)」

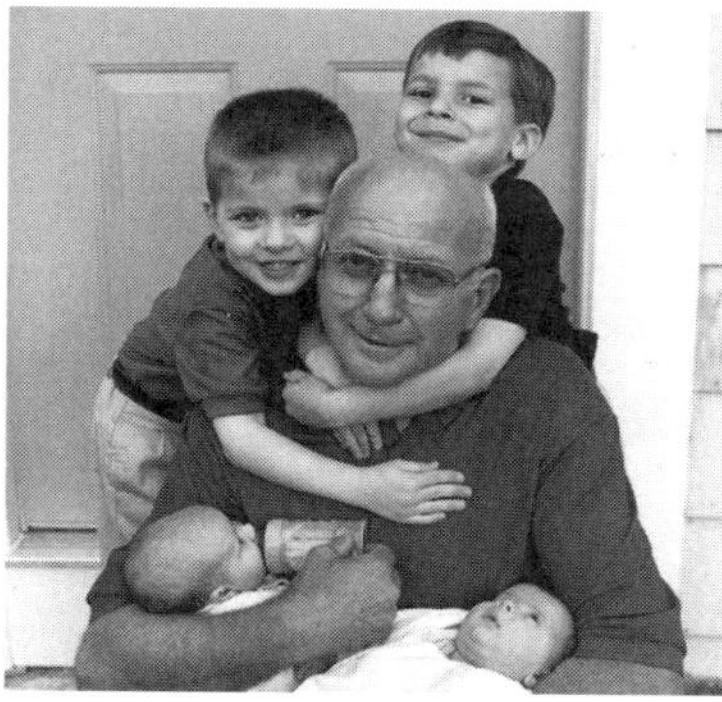

と謝辞を述べたのです。

そして２人は、そのままダナ・ファーバーがん研究所で「がん」と闘う子どもたちを励ましに向かいました（次ページの写真)。

そこは、私の1回目の留学先です。

テッドはがんと闘う子どもたちと握手しながら励ましました（次ページの写真)。

白血病の子どもたちを救ったヒーローの物語は、１９４７

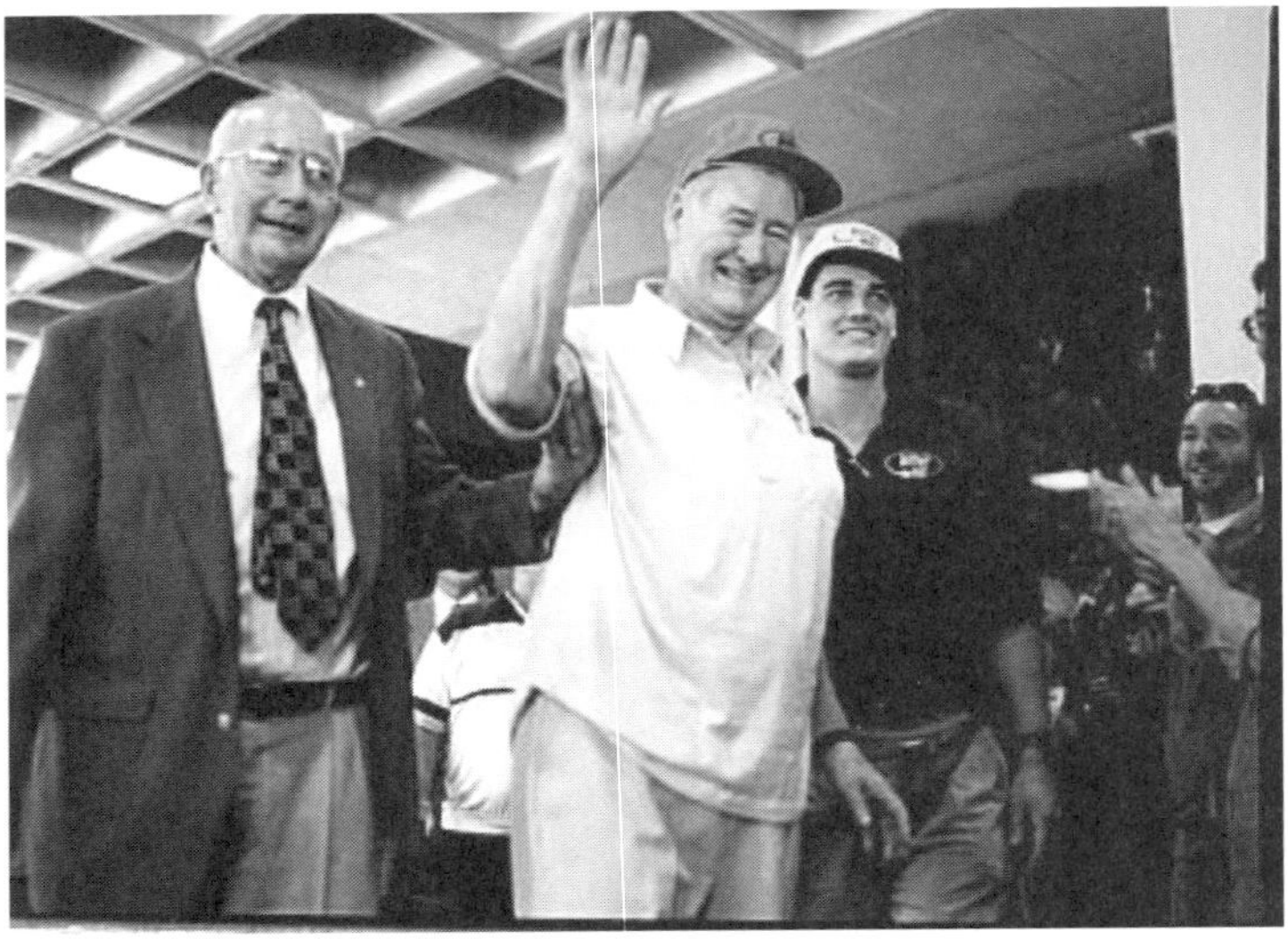

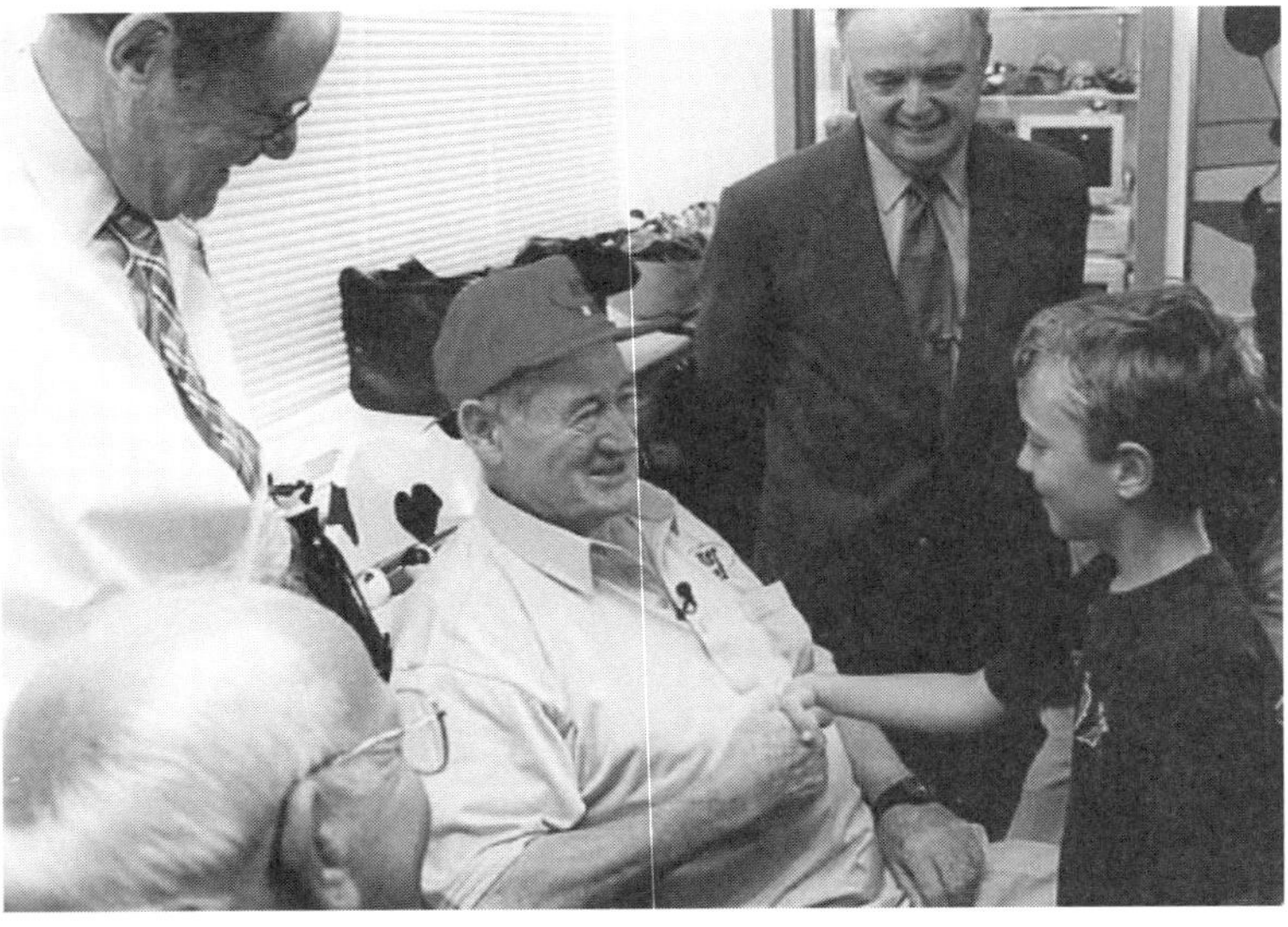

年にまでさかのぼります。

抗生剤の開発で感染症が治りうる時代となり、次は抗がん剤の開発を目指して人々が躍起になっていたころの話です。

ボストン小児病院病理部のシドニー・ファーバー先生は、「白血病は葉酸欠乏性貧血と逆の病態である」と仮定し、葉酸拮抗薬であるアミノプテリンを抗がん剤として開発しました。

当時12歳だったジミー少年は白血病の診断のもと、アミノプテリンの投与を受けて元気を取り戻しました。抗がん剤を投与されて治った世界初のケースです。

ラジオの人気キャスターがジミーの病室を訪れました。

「君は何が好き？　野球？　だったら、ボストン・レッドソックス（当時はブレイブスだった？）は好きでしょう？　誰が好きなの？」

と、問いかけました。

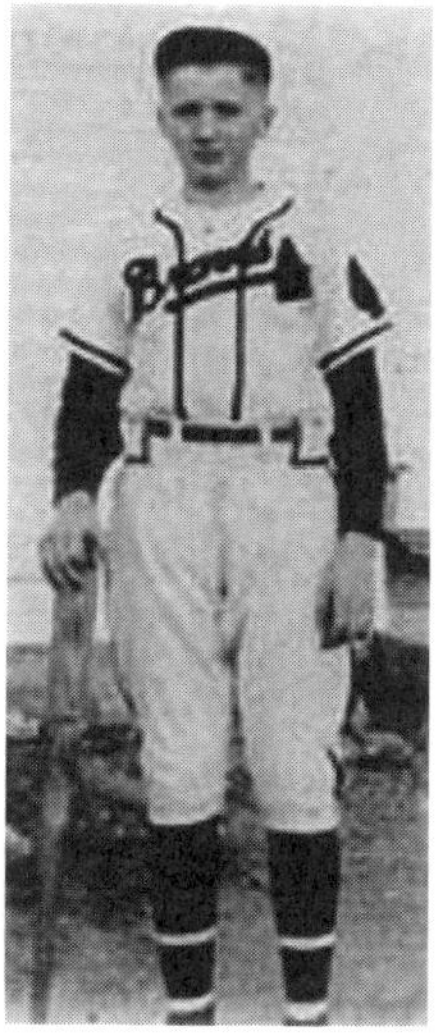

そうして、ジミーが好きな野球選手たちがジミーの病室を見舞ったのです。

さらに、病室からラジオを通して、〝私を野球に連れてって〟を歌うジミーと選手たちの歌声が全米に流れたのでした。

キャスターによる寄付の呼びかけに応じ、放送が終わるや否や、ボストン小児病院には募金を持った人々が殺到しました。

ジミー・ファンドの始まりです。これが発展して私の1回目の留学先のダナ・ファーバーがん研究所ができたのでした。

それから約半世紀。

かつてのジミー少年は、50年以上前に病床で受け取ったチームのTシャツを宝物として大切に持ち続けていました。

そしてフェンウェイ球場の始球式で、彼は大観衆の前でそれを披露したのです。

抗がん剤の臨床応用から70年以上が経ちました。当時、不治の病だった小児急性リンパ性白血病は、いまや9割以上が治る時代となりました。

ファーバー先生はこう語っています。

「治癒しないと思われる病気も、最良の臨床医と研究者がチームをつくって一緒に働きさえすれば治りうる」

私は「ヒーローとは不可能を可能にする存在である」と感じました。

第1章　スーパービタミン「D」の驚くべき効果

ビタミンDの不思議

ビタミンDは、ある意味、不思議な栄養素です。

まず、「ビタミンD」と呼ばれていますが、実はビタミンの定義からは外れているところがあります。

それでは、「ビタミン」とは、なんでしょうか。

健康を維持するのにバランスのとれた食事が大切なことはよく知られているものの、多忙な現代社会では、ファストフードなどで手軽にすませたり、食事をとりそこなったりすることも多いもの。

そのため、「野菜を摂ってないからビタミンでも飲んでおこう」というように、なんとなくビタミンのサプリメントを摂っている方も少なくないように感じます。

そのように、ビタミンとは、体にどう必要かが、本当のところよく理解されていない栄養素かもしれません。

そもそも「ビタミン」とは、私たちが生きていくうえで不可欠な栄養素のうち、体にとっての必要量はわずかながら、体内では合成することができず、食べ物から摂取する必要のある栄養素のこと。

炭水化物、脂質、たんぱく質、ミネラルと並び、五大栄養素の１つとして数えられています。

もう少し説明をすると、五大栄養素のうち、エネルギー源となったり筋肉や骨、皮膚などの体の構成要素をつくったりするのが炭水化物、脂質、たんぱく質で、これら三大栄養素の代謝をスムーズに進め、エネルギーや筋肉、骨、皮膚にかわるときに潤滑油のようにその転換を手助けするのがビタミン。

また、ミネラルとの違いは、ビタミンは生物がつくり出した有機物であり、ミネラルは無機物であることです。

さて、人に必要なビタミンは13種類あり、水に溶けやすい「水溶性《すいようせい》ビタミン」と油に溶けやすい「脂溶性《しようせい》ビタミン」の大きく２つに分けられます。水溶性ビタミンはＣとＢ群の全９種類、脂溶性ビタミンはＡ、Ｅ、Ｋ、そしてＤの４種類。

このうち、最もよく知られているのはビタミンＣでしょう。

ビタミンＣは骨や皮膚を構成するコラーゲンの生成に関わると同時に、抗酸化作用があり老化の原因物質といわれる体内の活性酸素をとり除く作用もあります。美容や健康効果を期待して、ビタミンＣのサプリメントを摂取している方も多いと思います。

そう、おさらいになりますが、Ｃに限らずビタミンは食べ物でもサプリメントでもいい、ともかく「口からとる」のが定義です。

ビタミンDはビタミンにあらず！

ところが、私たちの体がビタミンDを獲得するルートは2つ存在します。1つは食べ物から摂取する方法ですが、実は、皮膚に紫外線が当たることで体内でも合成されるのです。

しかも、メインとなっているのは後者の体内でつくるほうで、ビタミンDの必要量の8～9割は日光に当たることによって皮膚の下でつくられます。

一方、食事から摂取しているのはわずか1～2割程度。もともと食べ物の場合、ビタミンDが含まれているものと含まれていないものとがはっきり分かれています。

たとえば、野菜や海藻、果物、穀類、豆類などにはほとんど含まれていません。ですから、そもそも食べ物から十分補うのは難しいのです。

しかも、ビタミンDを多く含む食品にはタラの肝油やイワシなどの青魚、サケ、干しシイタケなどがありますが、極端な話、日光にさえ十分に当たっていれば、そうした食材をわざわざとる必要はありません。

ちなみに、干しシイタケも室内栽培されたものと天日干しされたものとを比べると、天日干しのもののほうではるかに含有量が多いですし、サケも養殖のサケと天然のサケを比べると天然のサケのほうがはるかにビタミンDの含有量が多い。

このことから、人間と同じように動物や植物も、別の何かからビタミンDを吸収して蓄積するというよりは、日光に当たることによってつくられることのほうが多いことがわかります。

ですから、逆に、日光に一切当たらずに食品からだけ補おうとしても無理。基本的に、日光に当たらないと確実にビタミンD不足になってしまいます。

なお、直射日光でなくても日焼けサロンのマシンのように人工的なUVライトによっても、日光浴と同じような効果を得られます。

このように、「D」には「ビタミン」という名前がついているのに、食品から摂取する必要があるビタミンの定義からは外れており、厳密にはビタミンとはいえません。

日光を浴びることにより皮膚で合成できるわけですから、植物が日光に当たって光合成を行うように、人間や動物にも同じようなシステムが備わっていて、ビタミンDはある意味「光合成」によって生まれる特殊な存在といえるかもしれません。

そして、この点が、科学者にとってビタミンDが長年にわたって謎であり続けた一因です。

ビタミンD発見のきっかけは産業革命

実は、ビタミンDが体内でもつくられることが認められたのは比較的最近のことです。

ビタミンD自体が発見されたのは100年近く前。きっかけとなったのは、18世紀半ばにはじまったイギリスの産業革命です。

19世紀になると、農作業をしていた多くの人々が、工場から出る煤煙《ばいえん》によって空が覆われ太陽光の遮られた都市で働くようになり、くる病が欧州全体で流行しました。

くる病は、骨が軟らかくなって足が変形したり、子どもの場合は成長障害が起き、場合によっては死に至る病気。

当時、ビタミンDはまだ発見されておらず、病気の原因もわかっていませんでした。

しかし、郊外の子どもたちはくる病にほとんど罹っていないことや、家庭薬として使われていたタラ肝油によって治癒したことなどから、民間療法として太陽照射や魚の肝油が用いられるようになっていました。

その後、英国の疫学研究者によってくる病の地域分布と日射量に関係があることが見出され、日光浴や人工的につくり出した紫外線を使った治療が行われるようになりました。

一方、栄養学の面では、やはり英国の研究者が、すでに発見されていたビタミンAをタラ肝油から分離除去したうえで、それでもくる病に効果のあることを確認。

タラ肝油中にくる病に効く物質が存在することがわかり、発見順にアルファベットを命名するやり方に従い、「ビタミンD」と命名されました。

その後、栄養学研究と光療法に関する知見がさまざまな実験によって結びつけられ、紫外線を照射した食品や動物の皮膚片を摂取することでもくる病に効果のあることがわかり、ビタミンＤの持つ性質を解き明かすヒントとなると同時に、くる病の治療・予防の道が開かれました。

こうして疫学データからはじまったビタミンＤのさまざまな研究によって「ビタミンＤは骨を丈夫にする栄養素」として広く認識されるようになり、くる病を制圧。

日本でも戦後しばらく、私の子ども時代くらいまでは、栄養不足によるくる病予防のために幼稚園などでタラの肝油からつくられたドロップが配られていました。

余談になりますが、先日、私が子どもの頃に飲んでいたのと同じ肝油ドロップが、今もドラッグストアで売られているのを見つけて、思わず購入してしまいました。

さて、前のほうで、干しシイタケもサケも紫外線を浴びたもののほうがビタミンＤの含有量が多いという話をしました。

その後、動物や野菜の脂質には紫外線で活性化する物質（コレステロールの一種）のあることが確認されたことで、ビタミンＤの構造はほぼ解明、やがて人の体内でもビタミンＤがつくられることがわかりました。

しかし、それが科学的に証明されるのに、さらに30年の月日を要しました。

「プロローグ」でもご紹介をしたホリック教授が、１９８０年代に皮膚の下でビタミンＤの前駆体がつくられることを実際に示され、そのことを科学系の有名な雑誌である『サイエンス』で発表されると、ビタミンＤの研究が一気に広がりました。

ビタミンDはステロイドの仲間「Dホルモン」?!

ホリック教授の研究チームによって明らかにされたビタミンDの代謝経路を、簡単にご説明しましょう。

まず、天然のビタミンDはD1～D7までありますが、D4～D7は食品にほとんど含まれておらず活性も低いため、ビタミンDの供給源としてはシイタケなどに含まれる植物性のD2と、魚や卵などに含まれる動物性のD3の2つに大別されます。

人間は動物ですから、体内でつくられるのはD3です。皮下脂肪の中にはコレステロールの一種（プロビタミンD3）があり、このコレステロールに紫外線（UV－B波）が当たるとプレビタミンD3が生成されます（36ページ図）。

基本的な流れとしては、食べ物から摂取したり紫外線に当たって表皮で合成されたりしたビタミンDは、いずれの形態であっても血液中に入り、まず肝臓に送られます。

そこで水酸化作用を受けると25ビタミンDに代謝され、ほとんどは肝臓にとどまることなく血液中に放出されます。

これはまだ活性型の手前の「前駆体」の状態で、血流に乗って体内を循環するビタミンDは主にこの形をとっています。

そして、その中から必要な分だけが腎臓へと送られ、さらに水酸化されて活性型のビタミンDに変化することで、はじめて生理活性作用を持ち、腸からカルシウムが吸収されるのをサポートして骨を丈夫にするなどカルシウム代謝の調節を行います。

つまり、ビタミンDは体内で活性を持つ物質に変化するわけで、一種のホルモンといえます。

なぜなら、「ホルモン」とは体内の臓器でつくられ、血流によって目的の部位まで運ばれ、特定の生物学的な働きをする物質。

活性型ビタミンDは腎臓でつくられ、腎臓から分泌された後に血液によって腸や骨を含む全身へと運ばれ、カルシウム代謝を調節という働きをするからです。

しかも、ビタミンDは、構造的にも副腎皮質ホルモンや性ホルモンなどステロイドホルモンと似ています。このことから、**ビタミンDは「ステロイドホルモン」**と呼ばれることもあります。

つまり、ビタミンDは、「Dホルモン」と捉えたほうが理解しやすいのです。

脂溶性でも過剰症が起きにくい

これもビタミンDがビタミンの枠から外れている証拠といえるかもしれません。

おさらいになりますが、ビタミンは大きく水溶性と脂溶性に分けられます。

水溶性ビタミンは、その名の通り水に溶けやすく、体が必要とする以上にとり過ぎても、余計なものは尿として排泄されるため、過剰症が起こりにくいとされます。

しかし、脂溶性ビタミンは過剰に摂取すると体内に蓄積され、かえって健康を害する過剰症を引き起こす可能性があります。

ビタミンDも脂溶性なので、「とり過ぎると高カルシウム血症になる」と指摘する専門家がいるかもしれません。

ちなみに高カルシウム血症では便秘、食欲不振、悪心《おしん》、嘔吐、腹痛などの消化器症状、多尿、夜間頻尿、多飲、脱水、腎結石《じんけっせき》の形成などの泌尿器症状、倦怠感《けんたいかん》、疲労感、筋力低下、情緒不安定、錯乱、昏睡《こんすい》などの神経・筋肉症状が出現します。

血中のカルシウム値が高ければ診断が確定します。

しかし、ビタミンDサプリを摂取したからといって、高カルシウム血症になることはありません。その科学的根拠＝エビデンスを紹介します。

私たちの実施したアマテラス試験に参加したがん患者さん417人で高カルシウム血症は1例も見られませんでした(1)。またハーバード大学の実施した2万5000人以上を対象にしたバイタル試験において高カルシウム血症はビタミンD群、プラセボ群でほぼ同数でした(2)。

以上より、ビタミンDサプリ2000IU（＝50マイクログラム）を連日摂取しても高カルシウム血症になることはほぼないといえます。もちろん中には特異体質の人もいるかもしれませんが、バイタル試験の結果からその頻度は多く見積もっても2〜3万人に1人いるかいないかだと予想されます（ゼロではないが大抵は大丈夫ということ）。

尿路結石もビタミンDサプリ群で有意に多かったわけではありませんでした。アマテラス試験において骨折はビタミンD群で1・2％、プラセボ群で3・8％であり、前者が有意に少なかったです。

胃がんで胃を切除すると、その後の再建手術により胆汁の流れが変わり、ビタミンDなどの脂溶性栄養素の吸収が低下する結果、骨粗しょう症となりやすいと考えられます。

そのため、健常人がビタミンDサプリを摂取しても骨折を予防することはできませんが、胃がん患者さんが術後に摂取すれば骨折を予防できるかもしれません。

もっとシンプルに考えてみましょう。

真夏にビーチで日光浴をすればビタミンDレベルが上がります。しかし、ビタミンD中毒になったり高カルシウム血症になることはありません。何故なら血中のビタミンD（25ビタミンD）自体にはカルシウムの吸収作用がないからです。

そこから作られる活性型ビタミンDのレベルは極微量（25ビタミンDの1000分の1）で、しかもその量は副甲状腺ホルモンで厳密にコントロールされているので、血中のビタミンDレベルが相当に高くても活性型ビタミンDのレベルは正常範囲に保たれ、その結果、カルシウムの値も正常範囲に保たれるのです（次ページ図）。

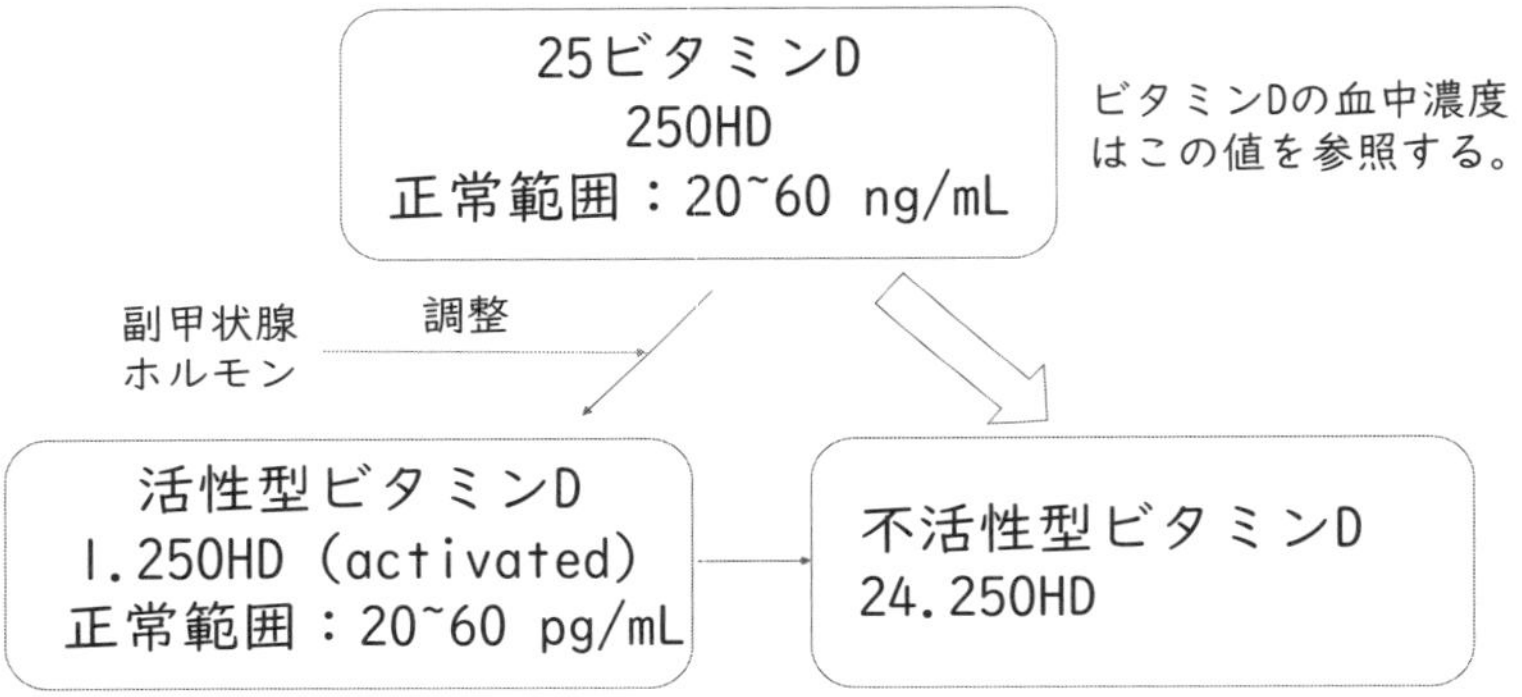

一方、不必要なビタミンＤは不活性型に変換され排泄されるので、問題とはなりません。

活性型ではなく、その前駆体のビタミンＤ、すなわち25ビタミンＤについてもう少し詳しくご説明しましょう。

プロローグでお伝えしたように、紫外線によって皮下で合成、あるいは食べ物から摂取したビタミンＤは、肝臓でまず活性を持たない25ビタミンＤに変わります。

これは言い換えると、25ビタミンＤの量は、どれだけ日光を浴びるか、あるいはビタミンＤを含む食べ物をどれだけ摂取するかによって異なるということ。

もっといえば、ビタミンＤの獲得ルートのメインは前者ですから、太陽をどれだけ浴びるかが25ビタミンＤの血中レベルの決め手になります。

血中25ビタミンDレベルの季節変動（ロンドン）

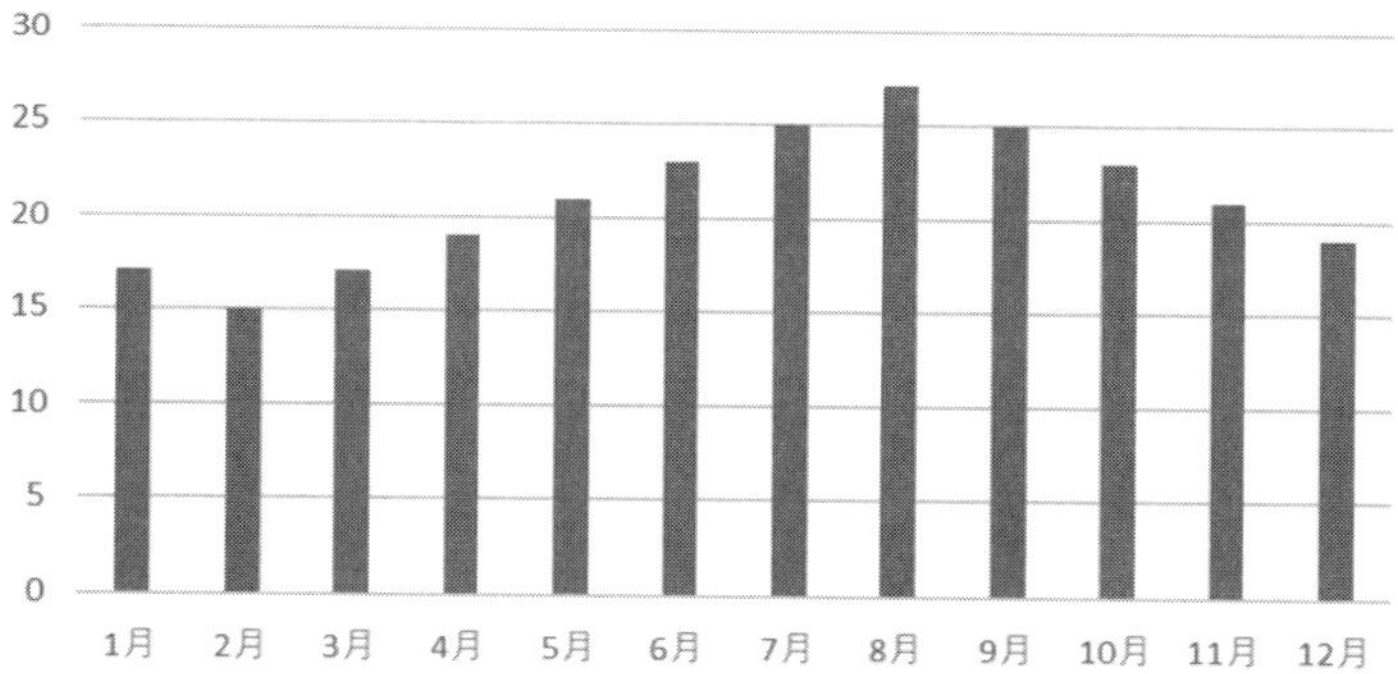

　上図はイギリスのロンドン市民を対象に、血中25ビタミンDレベルの年間の変化を示しています（イメージ[3]）。一番高いのが8月でだいたい27ng（ナノグラム）／ml（単位は以下省略）、これが2月くらいになると半分近くまで落ち、再び夏に向けて上がってきます。20以上で充足と見なせば夏場は大丈夫だが冬場は半数以上が不足。10以下が欠乏だとすれば、冬場には一定数がその状態でしょう。

　なお、日照時間が一番長い夏至は6月、逆の冬至は12月ですから、「6月が一番高くて12月が一番低くなるのでは？」と思うところですが、なぜかピークとボトムは2か月遅れの8月と2月。

　これは、私の予測ですが、紫外線によってできたプロビタミンDは皮下の脂肪細胞などに一旦蓄えられ、あり余ってくると血中に放出されて、肝臓で25ビタミンDに変わる、あるいは最も大暑が7月末、大寒が1月末なので、肌の露出度がピーク、ボトムとなり、25ビタミンDの半減期は2週間のため翌月が最高値、最低値になるのではないかと考えています。

2000年を境に主役は、活性型ビタミンD↓1つ手前の前駆体へ

ビタミンDが不思議な栄養素といえるもう1つの理由は、「プロローグ」でも触れたように、体内で活性化する手前の段階の前駆体の状態でも、さまざまな生体機能に関わっていることです。

先ほど述べた「腎臓で活性型ビタミンDになり、カルシウム代謝を調節して骨や歯を丈夫にする」というのは、ビタミンDの主な働きとして、長らく認識されてきたこと。

私が医学生だった頃には、活性型ビタミンDのことしか基本的に学んでいません。

そのため「ビタミンDは骨のビタミン。欠乏すると骨が軟化して脆くなり、小児のくる病や成人の骨軟化症や骨粗しょう症の原因になる」「活性化する前の前駆体（25ビタミンD）は眠っているようなもの。この状態で体内にいくらあっても、人体に影響はしない」というのが、いわば常識でした。

しかし、ホリック教授の研究チームによって、ビタミンDがステロイドホルモンとして、骨

（カルシウムの吸収）とは関係のない新たなステージの研究がはじまりました。[4]

副腎皮質《ふくじんひしつ》から分泌されるステロイドホルモンは、炎症に関与する遺伝子の発現を調節する働きがあり、強い抗炎症作用と免疫抑制作用とを持ち、関節リウマチなどの自己免疫疾患や喘息などのアレルギーに使われます。そのため、多くの研究者が、

「ビタミンDも免疫に対してもなんらかの作用を持っているのではないか」

と予想したのです。

そうして、いろいろな研究チームによって、カルシウム調節とは関係のない組織、たとえば脳神経やリンパ球、皮膚など全身の組織の細胞核の中に、活性型のビタミンDが存在していることが発見されました。

そこから、さらに研究は進められ、

・ビタミンDは腎臓の中でしか活性化されないと思われていたが、実際には、大部分の細胞も腎臓と同じようにビタミンDの前駆体をその細胞内に取り込んで活性化する酵素を持っていること。

・細胞核には「生命の設計図」である遺伝子（DNA）が収められていて、特にビタミンDの受容体が接着する部分が多数存在すること。

・ビタミンDの前駆体は脂溶性のため、血流に乗って全身を巡回しながら必要な細胞の膜を

通過して同一細胞内で活性化し、細胞内のビタミンD受容体とくっついて核内に侵入、さらにDNAのプロモーター領域と呼ばれる、いわばスイッチと結合してその下流にある遺伝子発現を調整して特定のたんぱく質を増やしたり、減らしたりすること。

ビタミンDサプリ600IU摂取で126、4000IU摂取で309、1万IU摂取で2273種の遺伝子の発現を調整しているとの報告もあり（ホリック教授の講演スライドより）、細胞の機能、分化、成長を調整するなどのその生理活性は多岐に及ぶことがわかってきました。

簡単にいえば、**ビタミンDは、全身の細胞の遺伝子に作用して、遺伝情報の中のある特定のたんぱく質をつくりなさい（逆につくるのをやめなさい）と命令を出している**ということです。

第3章で詳しく話しますが、がん細胞の中でも同様のことが起こっています。

これを機に、25ビタミンDという前駆体は単なる中間代謝物としてではなく、機能的に重要な役割を果たす代謝物として認識されるようになりました。

2000年前後を境に、ビタミンDの主役は、活性型から前駆体の「25ビタミンD」へと変わったのです。

血液中の25ビタミンDはビタミンD総量とも呼ばれ、医療現場では、その血中濃度の値がビタミンD不足・欠乏の判定基準として使われます。

この測定方法を考案したのもホリック教授です。なお、血液検査で1.25[OH]$_2$Dを調べるのは、主に医療用の活性型ビタミンD剤の投与の適応を判断するときです。本書でもここから先は、とくに注釈のない限り「ビタミンD」は、前駆体の「25ビタミンD」をさします。

一本の論文が私のビタミンDに対する認識を変えた

先に述べたように、ビタミンDは、人の持つ2万個以上の遺伝子のうち、2000以上（10%）の遺伝子に影響を与えていることが知られるようになっています。

ここでは、その中から、そもそも私がビタミンDに興味を持つきっかけとなった研究結果をご紹介します。

ホリック教授の総説④において、その研究結果は示されており、さらに2006年に『サイエンス』に掲載された論文が引用されていました⑤。

内容としては「ビタミンDが免疫細胞の1つマクロファージの遺伝子を操作して抗結核物質（カセリシジンという抗菌ペプチド）をつくらせ、結核菌を死滅させる」というもの。思えば、これを読んだことが、全てのはじまりでした。

論文の内容がいかに画期的であったかをお伝えするには、まず、結核とその治療の歴史について知っていただくのがよいと思います。

結核は、エジプトのミイラからその痕跡が発見されるほど古い病で、治療薬ストレプトマイシンが発見されるまでは不治の病でした。

ただ、欧州では、中世の時代から経験的に、気候の温暖な南欧に転地して結核を治すことが行われていました。このように、人類は古くから病や傷の治療に太陽光を利用してきたのです。

18世紀後半になって産業革命が起こると、くる病と同様に、結核もまた欧州の都市部で急速に広がり、日本でも、明治以降、資本主義の発達による都市化とともに結核が蔓延していきました。

日本では「国民病」とも呼ばれ、「光線のこないところに医者が来る」といわれたりもしたそうです。

1882年、ドイツの細菌学者コッホによって結核菌が発見され、結核は伝染する感染症であることが確かめられると、治療と隔離とを兼ねたサナトリウム（結核療養施設）の建設が欧米各国で促され、日光や清澄な空気を利用した自然療法が積極的に行われるようになりました。

そして、1893年にデンマークのフィンセン博士が人工光線を放射する光線治療器を考案し、皮膚結核（尋常性狼瘡《ろうそう》）の治療に成功（彼はこれによって1903年ノーベル生理学・医学賞を授与されています）したのを機に、欧米各国の病院などで結核に対する光治療が盛んに行われるようになります。

次の写真は1908年、アレクサンドラ女王が院長としてロンドン病院を訪れ光線治療中の結核患者を見舞っているレリーフです（著者撮影）。女王がデンマーク出身であったことと無

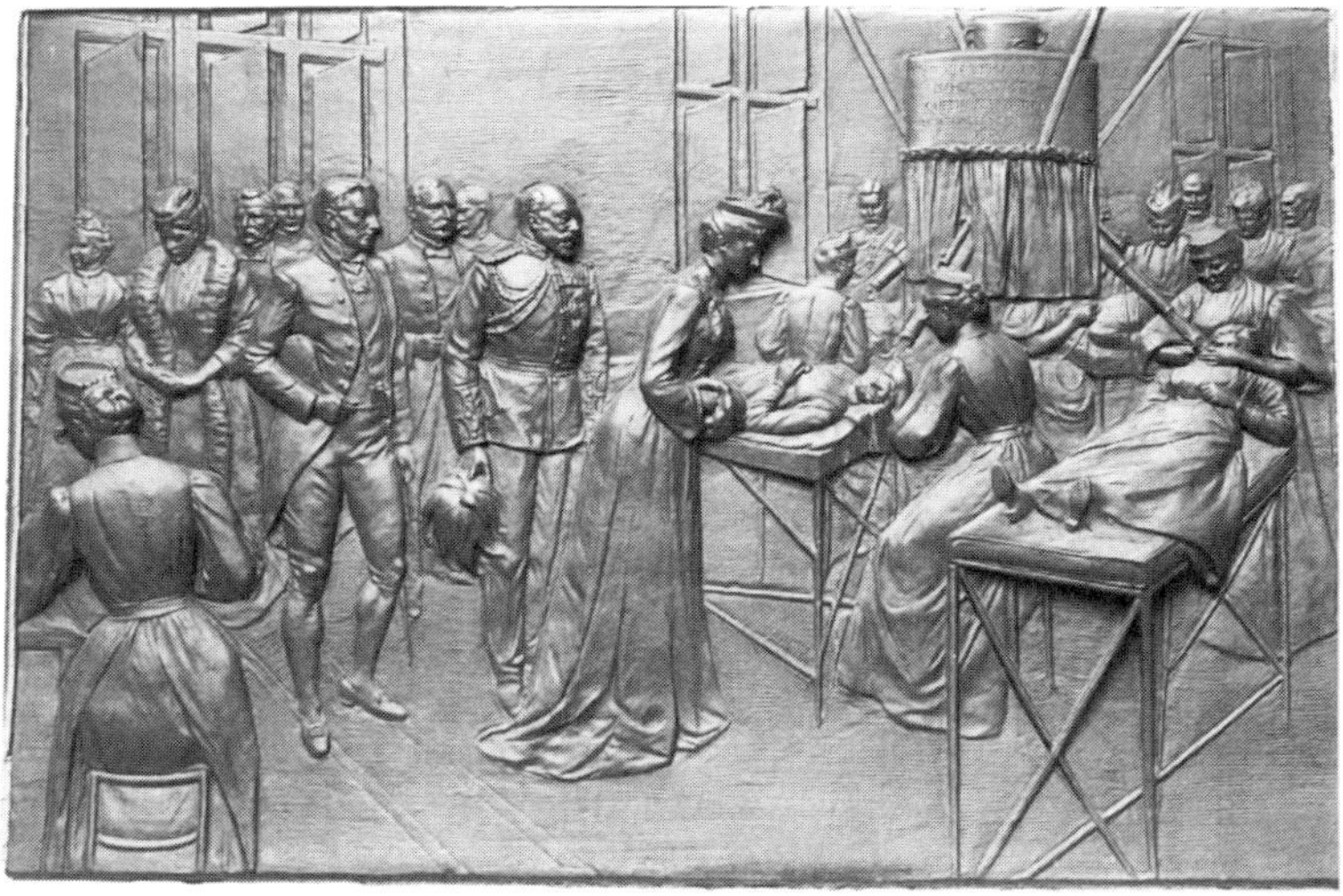

縁ではなかったと思います。
私はロンドンのバーツ・ロンドン医科歯科大学で開催されたビタミンDと健康に関する国際学会にて、講演の招待を受けました。空き時間を利用して学会場周辺を散歩していたときのことでした。
アレクサンドラ女王の銅像の裏に回ってみてこのレリーフを発見したのです。まだ結核に対するストレプトマイシンなどの抗生剤が開発される前の時代、人々の苦悩と王妃の慈愛を感じ取ることができます。
医学の歴史を振り返ったとき、新しい医療が開発されるときはエビデンスからはじまり、そのメカニズムはあとからついてきます。例えば天然痘。医師ジェンナーは乳しぼりの女性の手のひらにできた牛痘の水疱から液をとり、未感染の少年の皮膚に接種し、１週間後

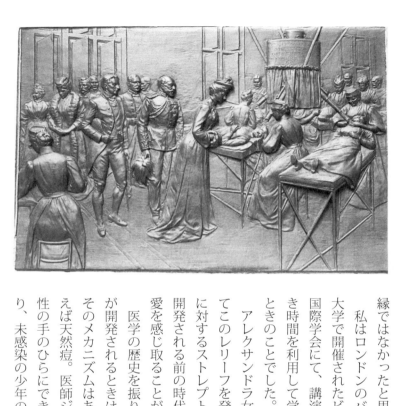

に少年は牛痘疹を発症。1か月後に天然痘患者さんの膿疱から採取した液を接種しました。牛痘に罹った人は天然痘には罹らないという話があり、その検証というわけです。天然痘ウイルスを接種して通常であれば大きな皮膚病変を形成するところ、少年の場合、接種部位に軽い炎症をみる程度でほとんど何も起こらなかったのです。1798年のことでした。

そのおよそ180年後の1980年、このエビデンスがきっかけとなり、天然痘は撲滅されました。撲滅されたあと10年以上経って、天然痘ウイルスのゲノム配列が解読されたのです。

話をもとに戻しましょう。光線治療は日本にも数年遅れて導入されました。

ちなみに、治療は、まるで現代の日焼けサロンさながら、ベッドに横たわった患者さんに光線治療器を使って光線を浴びせるという方法で行われました。

そうした光治療やサナトリウムでの療養は、1928年にイギリスのフレミング博士が世界初の抗生物質であるペニシリンを（1945年にノーベル生理学・医学賞受賞）、1944年に米国のワックスマン博士が結核の特効薬となるストレプトマイシンを（1952年ノーベル生理学・医学賞受賞）それぞれ発見し、それらが実用化されるまでは、結核治療の主流でした。

しかし、実は、なぜ太陽の光や人工光線が有効なのかは、長らくわかっていませんでした。

そのメカニズム（ゲノム配列）が、100年経った2006年になってやっと解明され、『サイエンス』に誌上発表されたのです。

日光浴が結核に効いたわけ

日光浴・光療法のメカニズムをわかりやすくご説明します。

紫外線に当たって皮下でビタミンDがつくられ、それが肝臓で変換されて血液中のビタミンD（25ビタミンD）が増えると、白血球（免疫細胞）の1種で異物を食べるマクロファージがそれをとり込みます。

先に触れたように、マクロファージもその細胞内にビタミンDを活性化する酵素を持っており、細胞内に取り込まれたビタミンDは活性型にかわります。

活性型となったビタミンDはその受容体と結合し、マクロファージの細胞核内に移動して抗菌ペプチドの1つ、カセリシジンのプロモーター領域（遺伝子発現のスイッチ）に接着し、mRNAへの転写、たんぱく質の産生を促進します（次ページ図）。

そして、マクロファージは結核菌を取り込み、カセリシジンによって退治するわけです。

私はずっと「どうしてサナトリウムの日光浴で結核が良くなっていたんだろう」と疑問に思っていました。でも、この論文を読み、マクロファージがカセリシジンを使って結核菌をやっつけている写真を見ることで、「ああ、そういうことか！」とやっと腑に落ちました。

日光つまり紫外線によって体内のビタミンDが増え、それが免疫細胞に取り込まれ、その細

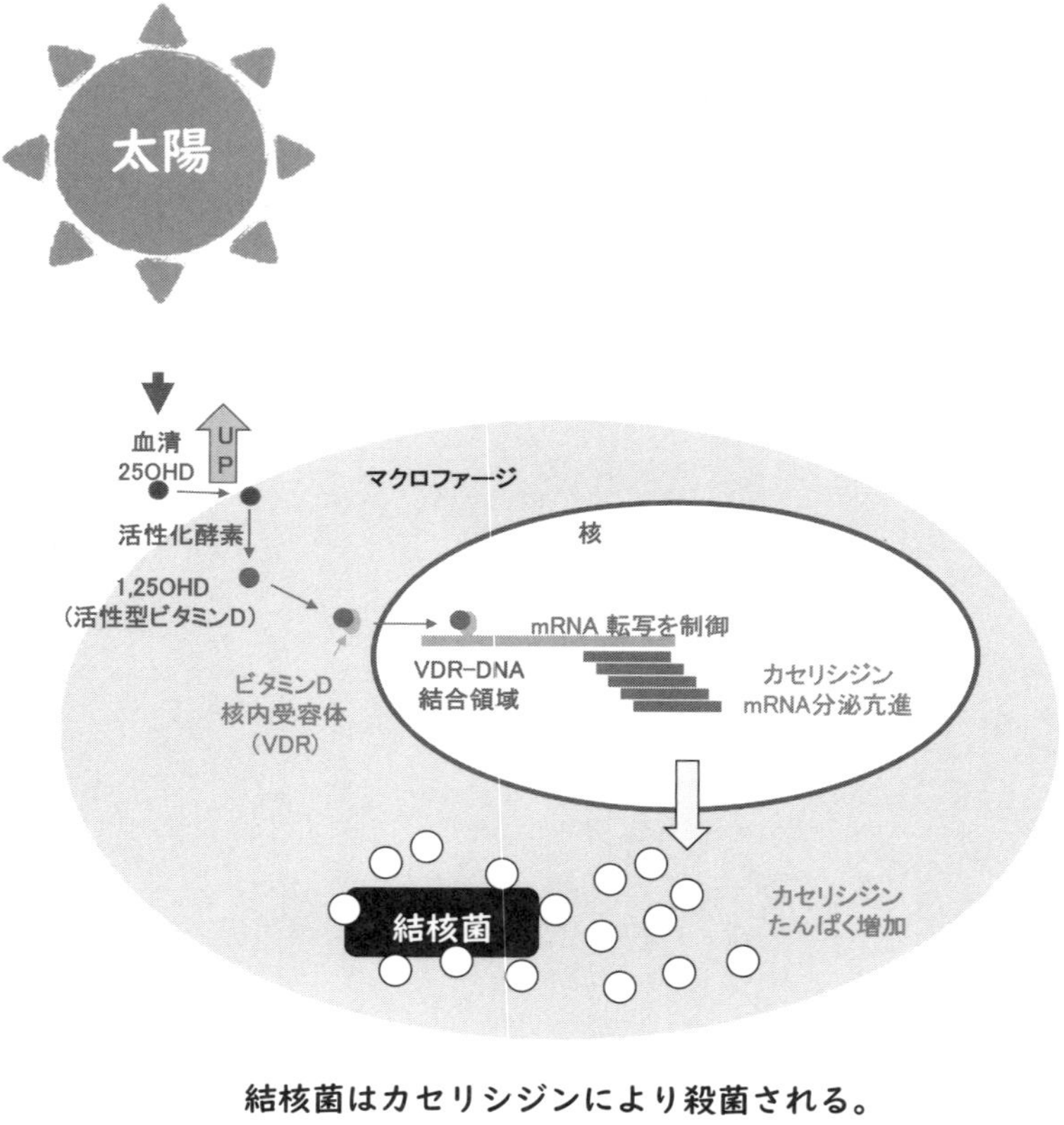

結核菌はカセリシジンにより殺菌される。

胞内で活性化され、指令を出して、抗菌ペプチド（いわゆるヒト由来の抗結核物質）をつくらせる。

要するに、**ビタミンDによって自然免疫が高まり、結核が治っていた**のです。

また、それまでの私は、強い殺菌作用を持つ抗生物質は「カビ」などからつくられると思いこんでいました。先ほどのペニシリンは食べ物によくはえる青カビから、ストレプトマイシンは土壌中の放線菌から、それぞれ発見されましたから。

でも、よく考えてみると、空気中にはチリやホコリだけでなく、カビの胞子や細菌、ウイルスなどがたくさん浮いていて、私たちは呼吸をすることでそれらを肺の中に吸い込んでいるのに、いちいち炎症を起こすわけでもなければ病気になるわけでもない。

それは、ヒトの細胞が抗菌物質や抗ウイルス物質を出して、体にとって有害な菌やウイルスが体内に侵入しないように粘膜を守ったり、侵入してもこれらをやっつけているから。まさに自然免疫の力です。

私たちの体は自然免疫で抗菌加工されている

私たちの体には、外部から侵入してきた細菌やウイルスなどの病原体（抗原）を攻撃して排除したり、体の中の老廃物や死んだ細胞や発生したがん細胞を処分したり、あるいは傷ついた組織があればそれを修復したりして体を守る仕組み、いわゆる免疫システムが備わっています。免疫は「自然免疫」と「獲得免疫」の2種類に分類することができます。

このうち、生まれつき備わっている仕組みが自然免疫。自然免疫はさらに2段階に分けられます。

第1の防御は、体の表面を覆う皮膚や粘膜によって、病原体などの侵入を防ぐ仕組みで、物理的・化学的防御と呼ばれます。

たとえば、皮膚の表面には死んだ細胞が重なった角質層があり、これによって病原体の体内への侵入を防いでいます。また、咳やくしゃみによって異物を排除したり、鼻や気道の粘膜でからめとった異物を線毛運動によって外へ押し戻したりもしています。

こうした物理的バリアーに加え、気道や腸管粘膜、皮膚の細胞は、たとえばディフェンシンという抗菌ペプチドを分泌することで、ウイルスの細胞への感染を防いだり、病原体の付着を抑制するなど化学的バリアーとして細菌やウイルス感染の防御システムとして働いています。

現代ではトイレなどいろいろなところが抗菌加工されていますが、人間の体も抗菌加工されているようなものです。

そうしたコーティングによる第1の防御を突破して体内に侵入した病原体に対して働くのが第2の防御。システムの要となるのは、マクロファージや好中球、樹状細胞といった白血球です。

これらの細胞は、病原体の特徴的な分子構造を迅速に検知します。これにより、病原体が自己（正常な細胞）ではないことを認識します。

細胞内に異物をとり込んで、抗菌ペプチドを使って分解する働きを持っています。このような働きを持つ細胞を貪食《どんしょく》細胞といいます。

貪食細胞は自分と自分以外（非自己）とを比較することで、非自己である病原体をいち早く認識し、攻撃して排除します。

このように、体が自分を守るために自然に反応する最初の免疫が自然免疫です。

そして、2段構えの自然免疫が異物に突破されると発動するのが、第3の防御システムである「獲得免疫」。

ここで中心的な役割を担うのは、T細胞やB細胞などのリンパ球です。

獲得免疫には、一度侵入した病原体の情報を記憶し、再び侵入されたときにいち早く対処できるよう学習するという特徴があり、2回目に出会うと効果的に相手を攻撃できます。

これを「特異性」といい、一度罹った病気に罹りにくいのは、獲得免疫が抗体をつくることで、ウイルスなどの抗原を処理してくれるためです。

ビタミンDはステロイドより優秀な免疫調整剤

さて、「一本の論文が私のビタミンDに対する認識を変えた」の項目で、ビタミンDは抗菌ペプチドのカセリシジンの産生を促す作用があるといいました。

実は、ヒトの体内でつくられる抗菌ペプチドは、カセリシジンとディフェンシンの大きく2グループに分かれています。

ディフェンシンはマクロファージだけでなく好中球からも多く産生されます。

研究によって、ビタミンDはカセリシジンの分泌を増やすのと同じ原理で、ディフェンシンの分泌を促す作用もあることが明らかになっています。

血液中を流れる25ビタミンDが増えると、ディフェンシンの分泌が増え、ビタミンDの量が減るとディフェンシンの分泌も減るのです。

さらに、研究によって、これらの抗菌ペプチドは、単に抗菌物質として働くだけでなく、マクロファージやリンパ球などの免疫担当細胞を活性化したり、種々の細胞に作用して炎症性サイトカインの生成を誘導することによって、自然免疫と獲得免疫の橋渡しとしても働いていることがわかりました。そのため、抗菌ペプチドは生体防御ペプチドとも呼ばれています。

その抗菌ペプチドの産生を操作しているビタミンDは、自然免疫のみならず獲得免疫にも関わっており、さらにその両方の調節をコントロールしているといえます。

また、ビタミンＤが炎症の際のサイトカイン（情報伝達物質）の暴走を抑え、過剰な炎症を抑えることが確認されています。

このことからも、ビタミンＤには、免疫力をアップさせるだけでなく、過剰な免疫反応を抑える働きもあり、免疫の調整をすることで生体防御における極めて重要な役割を担っているといえます。

前のほうの項目で、ビタミンＤはステロイドホルモンの一種といえるといいました。ステロイドホルモンは、免疫力を抑制する一方向のみの作用を持つ存在。

体の免疫力が低下していれば促進させ、過剰であれば抑制するという両方向の免疫コントロール作用を持つビタミンDは、ステロイドホルモンより優秀な免疫調整剤といえます。

インフルエンザとビタミンD

私は小児科医として素朴な疑問を持っていました。

インフルエンザは12月から増え始め、２月、年によっては３月がピークで春には終息します。もちろんそれ以外の時期でも一部地域で小流行をみることはありますが、少なくとも新型コロナがパンデミックに至るまではインフルエンザ、特にA型は決まって冬に流行しました。なぜでしょうか？

２００４年以降ベトナム[6]や東南アジアの国々で高病原性トリインフルエンザのアウトブレイクが発生しました。犠牲になったのは子どもたち。トリからヒトだけではなく、ヒトからヒトに感染するようになってきました[7]。

これが容易にヒトからヒトに感染するようになると、この致死率の高い高病原性トリインフルエンザがパンデミック化して、１９１８年から３年間猛威を振るい数千万人の死者を出した悪名高きスペイン風邪が再来するのではないか？　そうだとすれば、インフルエンザのワクチンを製造するにはまず鶏の有精卵をかき集めるところからはじめなくてはならない。

広く国民に接種するには時間がかかります。とても間に合わない。にわかに世間がざわつくようになってきました。

その頃、私は内閣官房にある安全保障・危機管理室（現国家安全保障局）で危機管理監のアドバイザー（２００６年～２０１１年）を務めており、多いときは毎月バイオテロやパンデミック関係のレクチャーを安危室のスタッフの方々にしていました。

新型インフルエンザのパンデミック対策のため論文や資料を集めていたときのことです。ある論文に行き着きました。それが先にも紹介した２００７年にＮＥＪＭに掲載されたホリック教授のビタミンＤに関する総説です[4]。

サイエンス誌の論文[5]を引用し、「25ビタミンＤレベルが20を下回るとマクロファージという免疫細胞がカセリシジンという抗菌ペプチドを産生できなくなり、結核に罹りやすくなる。緯度の高い地域で暮らす黒人が結核に罹りやすいのはそのためだ（黒人の血中25ビタミンDレベルは同じ緯度で暮らす白人より低いから）」と書かれていました。

さらに調べをすすめると、ディフェンシンという抗菌ペプチドがあり、これがインフルエンザウイルスの気道粘膜への感染をブロックしていることがネイチャー姉妹紙に書いてありました⑨。

ディフェンシンもカセリシジンと同様に25ビタミンDレベルが低下すると気道粘膜がそれを産生分泌できなくなるのではないか？　と私は研究仮説を立てました。後に、この仮説を裏付けるデータが報告されました⑩。

また、2月に25ビタミンDレベルが最低値をとり、気道粘膜からのディフェンシン分泌が減ると、その結果、冬、特に2月にインフルエンザの流行ピークが来るのではないか？　という研究仮説も立てました。

しかし、冬になると窓を閉め切って暖房を入れるために室内の換気が悪くなりインフルエンザが流行りやすいのかもしれません。また、乾燥と低い気温がインフルエンザウイルスの生存期間を延ばすのかもしれません。

そこで、本仮説を証明するために私たちの研究チームは、小中学生を対象にビタミンDサプリ（1200IU＝30マイクログラム）群とプラセボ群にランダムに振り分けて冬のインフルエンザを予防できるか否かの検証を実施しました。

また、二重盲検にしてあるので、内服する小中学生やその親御さん、インフルエンザの診断をする小児科医はどちらを服用しているかわからないので「ビタミンDサプリが効くはずだ」といった思い込みバイアスを排除できます。

また、ランダムに振り分けたことでビタミンDを摂取するかしないか以外の条件、たとえばワクチン接種、屋外で遊び日光をあびる時間、食事からのビタミンD摂取量など様々な条件が均等になります。

よって、この二重盲検ランダム化プラセボ比較試験臨床試験を実施し、もしもビタミンD群の方でプラセボ群より統計学的に有意にインフルエンザAの発症リスクが低ければ、「ビタミンDがインフルエンザAの発症を予防する」と結論できます。

本試験は2008~9年のシーズンに実施されましたが、新型インフルエンザが世界で大流行する前年のことでした。

その結果、ビタミンD群の167人中18人(10・8%)、一方、プラセボ群の167人中31人(18・7%)がインフルエンザAを発症しました。

リスク比が0・58だったので、ビタミンDを内服するとインフルエンザAの発症リスクを42%減らすことができたことになります。論文はアメリカ臨床栄養学会誌に掲載されました[11]。

通常、二重盲検ランダム化プラセボ比較臨床試験は製薬会社が数千数万の化合物から効きそうなものをスクリーニングし、毒性試験をクリアするなどのステップを経て、安全性をみるための第Ⅰ相試験、有効性や用量のあたりをつけるための第Ⅱ相試験で有望であってはじめて第Ⅲ相試験、すなわち二重盲検ランダム化プラセボ比較試験に進みます。

そして安全性において許容範囲であり、ある疾患の発症を予防したり、病状を改善することが確認されてはじめて政府の承認を受け市場で販売を許可されます。製薬会社は10年の歳月、１００億の予算、大勢の協力を得て、やっと薬の販売にこぎつけます。

もちろん、途中で安全性に難がある、効果が今一つであれば失敗を意味します。

しかしビタミンDサプリは薬ではなく食品に含まれるためいきなり第Ⅲ相試験から開始できたのです。この研究モデルは世界中の研究者に応用され、７３０回も他の医学雑誌に引用されました。この引用件数はかなり多いほうで科学論文のトップ０・１％に入っています。

カナダではトロントの研究チームが私たちと同様の試験を実施しました。１から5歳の幼児を対象に9月から5月までビタミンDサプリを高容量２０００ＩＵ（50マイクログラム）連日服用する群と低容量４００ＩＵ（10マイクログラム）の群に振り分け上気道感染の発症率を比較しました。結果は、米国医師会雑誌（ＪＡＭＡ）に報告されました[12]。

次ページの表に示す通り、インフルエンザＡは高容量ビタミンD内服でおよそ3分の1に抑えられました[12]。一方、インフルエンザＢに対しては抑えが利いていませんでした。インフルエンザＡとＢを合わせるとおよそ半分にしていました。インフルエンザ以外のウイルス感染には

	ビタミンD			
	高容量 2000 IU/日	低用量 400 IU/日	リスク比	P値
インフルエンザA	7 (1.9%)	20 (5.5%)	0.35	0.01
インフルエンザB	11 (3.0%)	9 (2.5%)	1.24	0.63
インフルエンザA・B	16 (4.4%)	31 (8.5%)	0.5	0.02

全くと言ってよいほど効いていません。

結果は私たちのものに非常によく似ていました。その後類似の二重盲検ランダム化プラセボ比較臨床試験が多数実施され、メタ解析によりビタミンDサプリはインフルエンザA＋Bを予防するという結論が出ました。[13]

心筋梗塞、糖尿病、認知症……予期せぬ効果が次々と明らかに

25ビタミンDに免疫系を調節する役割もあることが発見されたことで、インフルエンザやアレルギーなど免疫に関わる疾患との関係が疫学研究によって多数報告されるようになりました。

また、免疫を促進させるだけでなく抑制する作用もあることがわかったことから、リウマチなどの自己免疫疾患発症の抑制、さらに

は心筋梗塞など心血管疾患、妊娠高血圧症候群（妊娠中毒症）、認知症など、予期せぬ効果のあることも次々と示されています。

たとえば、心筋梗塞に対しては、大規模な臨床試験によって、**ビタミンDのサプリメントの服用を3年以上続けることで、その発生を約2割防ぐことができる**という結果が出ています[14]。

ビタミンDサプリが妊娠高血圧症候群を35％予防できるというメタ解析の結果がアメリカ産婦人科学会誌につい最近発表されました[15]。妊娠中に血圧が上がると腎臓が悪くなり、早産につながることがあります。ということは、妊娠高血圧症候群の予防は早産とそれによる未熟児出産の予防につながるということです。

アメリカで糖尿病一歩手前の患者さん２４２３人をランダムに４０００ＩＵ（１００マイクログラム）連日内服する群とプラセボ群にランダムに振り分け実際に糖尿病になった人が何％ずついるかを比較しました。

解析の結果、ベースラインの25ビタミンＤレベルが12 ng／ml未満の参加者（１０３人）において、ビタミンＤ投与により糖尿病発症リスクを62％低下させることができました[16]。これは、25ビタミンＤが欠乏している場合、ビタミンＤサプリを十分量内服すると糖尿病を発症しづらくなるということです。

また、ビタミンＤ単独ではないものの、ビタミンＤとオメガ３（ＤＨＡやＥＰＡ）のサプリメントとを併用して服用を続けることで、関節リウマチの発症を77％抑えられるというエビデ

	用量	1日摂取量 米政府推奨に対する％
ビタミンB12	25 マイクログラム	1042%
パントテン酸	10 mg	200%
ビタミンB6	3 mg	176%
葉酸	400 マイクログラム	167%
ビタミンE	22.5 mg	150%
リボフラビン	1.7 mg	131%
ビタミンD3	1000 IU = 25マイクログラム	125%
チアミン	1.5 mg	125%
ナイアシン	20 mg	125%
ビオチン	30 マイクログラム	100%
ビタミンA	750 マイクログラム	83%
ビタミンC	60 mg	67%
ビタミンK	30 マイクログラム	25%

ンスがあります。これはハーバード大学による二重盲検ランダム化臨床試験の結果であり、かなり信頼できるデータだと思います[17]。

免疫細胞はウイルスや細菌が体内に侵入したときこれを排除するために存在します。しかし、免疫細胞が自己組織、例えば関節を攻撃するとリウマチなどの自己免疫疾患になってしまいます。ビタミンDは自己免疫疾患の発症を抑制することができました。

一方、ステロイド剤は免疫を強く抑制することでリウマチなどの自己免疫疾患の症状を改善します。しかし、長期に服用することで、副作用を合併します。ましてやステロイド剤を健康な人に予防薬として使うわけにはいきません。

また、同じくハーバード大学の二重盲検ランダム化臨床試験によると、認知症に対しては、ビタミンD1000IUを含むマルチビタミンのサプリメントを飲んでいる人は、飲んでいない人にくらべて認知機能が衰えにくいという報告があります[18]。

前ページの表に試験で使われたサプリのビタミン類を米政府が推奨する量に対する%を一日摂取量として右側に示し、多い順に並べ替えました。

最も多いのはビタミンB12で、一日摂取量の10倍以上が含まれています。ビタミンB12は、神経細胞を保護する髄鞘（ミエリン）の形成に必要です。髄鞘は神経線維を覆い、神経信号の伝達速度を高める、簡単に言うと頭の回転が速くなります。

不足すると、髄鞘が損傷を受け、神経伝達が遅れたり誤った方向に伝達されるかもしれません。試験の結果と併せて考えると、認知症予防にはビタミンB12が効いていた可能性があると私は考えています。

「ビタミンDが不足するとがん死のリスクが高まる」というデータ

25ビタミンDと免疫との関係がわかってきたことで、「がんにも効果があるのではないか」と考えられるようになり、がんとの関連を調べる研究がいろいろと行われるようになりました。

そうした中、2007年に「ドクター・ビタミンD」と呼ばれるホリック教授の総説が『ニューイングランド・ジャーナル・オブ・メディスン（NEJM）』に掲載されました[4]。

「プロローグ」でもふれたように、これに目を通したことで、私はビタミンDとがんとの関係を研究することになったのです。

総説の中で教授は、「世界中でビタミンD不足のパンデミックが起きている」と警鐘を鳴らされています。

「パンデミック」というとコロナやインフルエンザのような感染症の世界的流行が頭に浮かぶ方も多いと思いますが、要するに「ビタミンD不足の人が多く、それによって健康を損なっている人が感染症のパンデミックのように爆発的に増えている」ということです。

そして、その要因となったのが、1990年前後に、南極の上空のオゾンホールが急激に拡大したことで、紫外線の害がいわれるようになったこと。

地球の周りにあるオゾン層は、太陽光に含まれる有害な紫外線を吸収し、私たち生き物を守っています。

ところが、エアコンなどに使われるフロンガスがこのオゾン層を壊しており、その結果、地表に有害な紫外線が届き、皮膚がんや白内障などいろいろな病気の原因になっているとされ、紫外線から体を守ろうという考え方が世界中に浸透するようになりました。

皮肉なことに、それによってビタミンD不足の人が増え、2000年代になって、ビタミンD不足に関係する病気が増えているのではないか、というのがホリック教授の見解です。

さらに、その一例として提示されているのが、アメリカ各地の日射量と大腸がんによる死亡率との関係調査の結果です。
緯度が高いところほど、また天候の良くないところほど、日射量は減少し、それに反比例して、大腸がんの死亡リスクが高くなっています。[19]
これは、アメリカ各地の日射量と乳がんの死亡率との関係調査においても、同じ結果が出ています。
これらのことから、ホリック教授は「**日射量が少ない＝ビタミンDの血中濃度が低い＝がんで死亡する可能性が高い**」という三段論法が成り立つのではないか、と仮説を展開されたのです。
これを読んだ私は、それまでに「日射量が少ないと、ビタミンDの血中濃度が下がり、抗菌ペプチドの量が減って、自然免疫が下がる」ということは理解していたものの、「ビタミンDががんの死亡率を左右するなんて」とにわかには信じがたい気持ちでした。
しかし、その翌年の２００８年に、私が留学していたときの恩師であるハーバード大学公衆衛生大学院の栄養学のジュビナッチ教授が、ドクターズ・スタディといって４万７８００人の男性ドクターたちに協力をしてもらってビタミンDの血中レベルを測定し、がんの発症率と死亡率にどう影響したかのデータを発表しました。[20]
前のほうで、25ビタミンDの血中レベルは、どのくらい日光に当たるかやサプリメントで補うかによって変わるため、個人差が大きいと述べました。

ジュビナッチ教授の調査によると、**ビタミンDの血中濃度が年平均で10ng／ml高くなるごとに、全てのがんの発症リスクが17％下がり、全てのがんによる死亡リスクも29％下がったとのこと。**

とくに**消化器系のがんにおいては死亡リスクが45％も下がった**という結果が示されました。

それ以降も、「日光照射の少なさやビタミンDの栄養状態の良くないことと、がんの発症リスクの上昇との間に関連がある」とする観察研究の結果が相次ぎました。

そうして、臨床腫瘍学の分野におけるトップ・ジャーナルである『ジャーナル・オブ・クリニカル・オンコロジー（臨床腫瘍学会誌ＪＣＯ）』にも、「大腸がんの手術を行う前の血液中のビタミンＤ濃度の高い人は低い人に比べて再発死亡率が低い」という研究報告(21)や、「血液中のビタミンＤが不足または欠乏している人たちは、乳がんの再発死亡リスクが明らかに高い」という論文(22)が相次いで掲載されたのです。

『臨床腫瘍学会誌（ＪＣＯ）』は極めて権威の高い国際専門誌。いよいよ私も「これは本当かも」と思うようになりました。

慈恵医大のデータでも同様の結果に

そこで、私は自分自身で確認してみることにしました。「百聞は一見にしかず」です。

慈恵医大の同僚の外科医に相談をしたところ、大腸がんの患者さんが手術をされる前に採取した血清（血液が凝固しにくいよう血漿からフィブリノゲンを取り除いたもの）サンプルが３００人分ほどマイナス80度の冷凍庫に保存してあり、なおかつ、その方たちのその後の経過つまり再発や死亡に関するデータもあるとのこと。

患者さんからは余った血液は自由に使って良いと書面での同意も得ているとのことで、ビタミンＤの濃度を測定してみました。

すると、やはり、術前の血中ビタミンＤ濃度の高い人は低い人に比べて、術後の再発死亡リスクが明らかに低かったのです[23]。

私は自分の目で見て確かめたことで、「これは間違いない。ひょっとすると、ひょっとするかも」と、ビタミンＤが抗がん剤のような役割を持っているかもしれないと思い、臨床研究の王道である二重盲検ランダム化プラセボ比較臨床試験に着手することにしました。

そして、「プロローグ」でも話したように、ビタミンＤはがんの中でもタチの悪い「死ぬがん」に有効であることを突き止めたのです。

その経緯やビタミンＤの効果については第３章でお伝えします。

ビタミンDの認識は「骨のビタミン」から「免疫のホルモン」へ！

前のほうの項目で、「2000年前後を境に、ビタミンDの主役は、活性型ビタミンDから前駆体の「25ビタミンD」へと変わった」と述べました。

それにともなって、少なくとも研究者の間では、ビタミンDは「骨のビタミン」から「免疫のホルモン」へと認識が変わってきたともいえます。

実は、そこには、時代とともに食生活が大きく変化してきたことも少なからず関与していま す。どういうことかご説明しましょう。

「ビタミンDが欠乏すると、骨が弱くなって骨粗鬆症《こつそしょう》になったり骨折しやすくなったりする」

このように長らくいわれ続けてきました。

ところが、最近、ハーバード大学の研究グループによるバイタル試験の二次調査の面白いデータが『NEJM』に掲載されました[24]。

二重盲検ランダム化プラセボ比較臨床試験によって、約2万5000人を対象にビタミンDをサプリメントで毎日2000IU摂取するグループとプラセボ（偽サプリ）を摂取するグループとに分け、それぞれ5年間摂取を続けてもらった後に骨折の頻度を調べたところ、ビタミンDのグループのほうが骨折を少し予防しているようですが、ほとんど誤差の範囲。

したがって、骨折予防の効果はないと結論づけています。

高齢者では効果がみられないのなら、子どもではどうでしょうか。

臨床研究のトップ・ジャーナル『ランセットDE』というイギリスの医学誌に最近掲載されたモンゴルでの研究報告では、子どもでも同じような結果が出ています[25]。

モンゴルは緯度が高く非常に寒いので特に冬は皮膚の露出部が少なくなり、子どもたちの多くはビタミンD欠乏症であることが知られています。

そのモンゴルの小学生を対象に、ビタミンDのサプリメントを週１万４０００IU、３年間にわたって飲んでもらったところ、ビタミンDの血中濃度は上がったものの、骨の成長が良くなるという効果はみられませんでした。

これらの研究結果を踏まえると、おそらく今の時代、骨に異常が出るほどビタミンDが極端に欠乏している人はほとんどいなくなった、ということだと思います。

繰り返しになりますが、腎臓で活性化されて骨に作用する活性型ビタミンDの血中濃度はタイトにコントロールされています。その前駆体である25ビタミンDが多少不足したところで、活性型ビタミンDの血中濃度に影響はありません。

産業革命の時代にくる病が多かったのは、日照不足とともに栄養状態も相当に悪かったから。

私たちがビタミンDを獲得するための２つのルートがともに断たれているような状況だったため、活性型ビタミンDの原料となる前駆体そのものがひどく欠乏しており、結果、活性型ビタミンDをつくることができず、骨に影響が出ていたのです。

しかし、食が豊かになった現代の少なくとも先進国では、栄養失調に陥ることはほとんどありません。

さらに、ホリック教授などによってビタミンDの重要性が説かれるようになったことで、アメリカやカナダ、インド、フィンランドなどの国では、牛乳などの食品にビタミンDを添加する政策が行われています。

日本でも赤ちゃんの粉ミルクの中にビタミンDが強化されるようになっています。ですから、世界的にもくる病の子は減少しています。

例外として、食物アレルギーによって偏った食生活をせざるを得ない子どもたちに、くる病がみられるという報告はあるものの、決して急増しているというわけではありません。

私も何十年も小児科医をしていますが、実際にくる病のお子さんは1人も診たことはありません（研修医時代に整形外科の先生にレントゲン写真を見せてもらったことはありますが）。

ですが、ビタミンDが十分に足りているというわけでは決してありません。アメリカの国立衛生研究所などによって「ビタミンDの不足は世界的な問題である」と指摘されています。

今、25ビタミンDの不足が問題になるのは、骨以外の免疫などに関わる疾患です。

これも繰り返しになりますが、そうした骨以外の疾患にビタミンDが関与するのは、全身の細胞を介してであり、血液中を前駆体の25ビタミンDが十分に流れて全身を循環していることが重要です。

先ほどのホリック教授の総論[4]でも、「ビタミンＤ不足はがんなどさまざまな疾患を招くことになる」と骨以外の疾患について強調されています。

このように、時代の変遷とともに、ビタミンＤの生理作用として、今は骨ではなくほかの疾患に目を向けなくてはいけない時代になったのです。

それはまた、ビタミンＤのサプリメントの概念も変わったことを意味します。

先ほどもいいましたが、ビタミンＤのサプリメントは、もはや骨のためにはあまり役に立ちません。

骨の栄養素としてのビタミンＤは足りているのに、それをサプリメントでガンガン補って上乗せをしたところで、不要なものは不活化されて尿などによって体外に排除されてしまうだけで、意味はありません。

誤解のないように付け加えておくと、ビタミンＤにはもちろん丈夫な骨をつくる作用はあります。ですが、たとえば菜食主義者のように食バランスの偏っている人は例外として、肉でも魚でもなんでも普通に食べ、適度に日に当たっている人たちであれば、くる病などの骨の病気になるほどビタミンＤは不足していません。

ですから、それ以上とっても骨への効果は望めません。骨に対しては頭打ちであり、骨折予防目的でビタミンＤのサプリメントを摂るのは、おすすめできません。

ですが、本来、サプリメントとはそういう存在。足りない栄養素をサプリメントで補充することに意味があります。

ですから、ビタミンDのサプリメントはもう必要ない、といっているわけではありません。これからは、免疫疾患などのためにビタミンDのサプリメントをとる時代になったということ。

近い将来、ビタミンDのサプリメントの宣伝広告も、「骨を元気に」から「免疫調整サプリ」に変わっていくかもしれません。

どのくらい飲めば効果があるのか——ビタミンDの摂取量の目安

ビタミンDの不足・欠乏の判定は、血中25ビタミンDレベルの数値によります。実は、その基準となる数値は、日本では２０１６年に設けられたばかりです。

厚生労働省・日本骨代謝学会・日本内分泌学会合同の策定によると、**血液中のビタミンD（25ビタミンD）濃度が、「20ng／ml未満がビタミンD欠乏、20～30ng／mlが不足、30ng／ml以上が充足」**としています。

また、その時点での厚生労働省によるビタミンDの1日の摂取量の目安は、年齢性別を問わず５・５μg（マイクログラム）、国際単位で２２０ＩＵ。また耐容上限量は50μg、２０００ＩＵでした。

しかし、アメリカでは、まず２０１３年に、全米医学アカデミーが、ビタミンDの血中濃度を20ng／ml以上を保つと骨折リスクが減るというエビデンスが出たことで、18から69歳の成人に対しては１日あたり６００ＩＵ、70歳以上の高齢者には８００ＩＵ以上摂取するよう推奨しました。先に示したように、最近のエビデンスは否定的です。

また、米国食品栄養委員会は、安全な上限は１日あたり４０００ＩＵで、一般的にいわれている過剰症は１日４万ＩＵ以上を長期間服用した場合にのみ報告されているため、ほとんど過剰症は心配しなくて良いとしています。

さらに、そこから研究が進み、ビタミンDの血中濃度20ng／mlというのは骨の健康を維持するために必要な最低ラインであり、がんなどほかの疾患を予防するには、摂取レベルをもっと上げる必要があるとの説が主流に。

アメリカの内分泌学会は、「**骨以外の効果を得るためには、ビタミンDが欠乏していなくても1日2000IU以上を内服すべきであり、前駆体の25ビタミンDが10ng／ml未満の欠乏状態の場合は1日1万IUを推奨する**」としています。

このように、アメリカの基準から比べると日本のビタミンDの摂取量の目安は低すぎるのではないか、といわれてきました。

また、どの季節に測定したかにもよりますが、日本人の多くで不足、あるいは欠乏しているといわれています。

そうしたことを受けてか、厚生労働省の「日本人の食事摂取基準（2020年版）」では、ビタミンDの1日の摂取量目安は18歳以上なら男女ともに8・5μg、340IUに引き上げられています。また耐容上限量も示され100μg（＝4000IU）となっています。

ただ、厚生労働省の示している摂取量はあくまで「目安」であり、「これだけとれば大丈夫」という正解ではありません。

実際に、自分自身のビタミンD濃度がどの程度なのかがわからないと、1日にどのくらい摂取すればいいのかは、本当のところは判断できません。

今のところ、ビタミンDの血中濃度測定は、骨粗鬆症もしくはその疑いであれば病院で行うことができます。

そうでない場合は、自費診療を行っている病院などで行うことになります。全額自己負担になるので多少お金はかかりますが、ビタミンD不足が心配な方などは一度調べてみるのもいいかもしれません。

このようにいうと、

「いちいち検査するのは面倒」

「ビタミンDは基本的に過剰症がないのなら、多めにとっておけば安心」

という声が聞こえてきそうです。

これはビタミンDに限ったことではありませんが、摂取量を増やしたからといって、その分だけ効果も上がるわけではありません。

むしろ、健康に良いからといって、無謀なとり方をするのはかえって危険です。

そのことを証明する研究報告（次ページの図）もあります。

アメリカの病院で、サプリメントを飲み忘れてしまうような高齢者の方たちが集められ、ボーラス投与といって1年分に相当する50万IU（＝12.500μm）という大量のビタミンDを一度に投与し、プラセボ群との転倒・骨折率の違いを4年にわたって調べる二重盲検ランダム化比較試験が行われ、アメリカ医師会誌（JAMA）に掲載されました[26]。

百歩譲って、1週間分を一度に投与するというのならまだわかります。

しかし、1年分をまとめて投与するというのは、まるで「1年分寝だめできるでしょう」といっているようなもので、アメリカらしいというか、かなり無謀なやり方。これは、案の定というか、ビタミンD投与がかえって裏目に出ています。

グラフのように、1年、2年……と年を追うごとに、転倒も骨折もビタミンD群のほうがわずかずつですが増えるという結果になったのです。

ビタミンDには骨を丈夫にする作用があるのだから結果は逆ではないか、と思うところですが、これが科学の面白いところ。理屈とエビデンスは違うこともあるのです。

ともかく、いくら体にいいからといって、一度にたくさん摂取するようなことは、むしろやらないほうがいいということを証明する結果となりました。

高用量は逆効果：
毎日1000～2000IU（25～50マイクログラム）
がお勧め

転倒

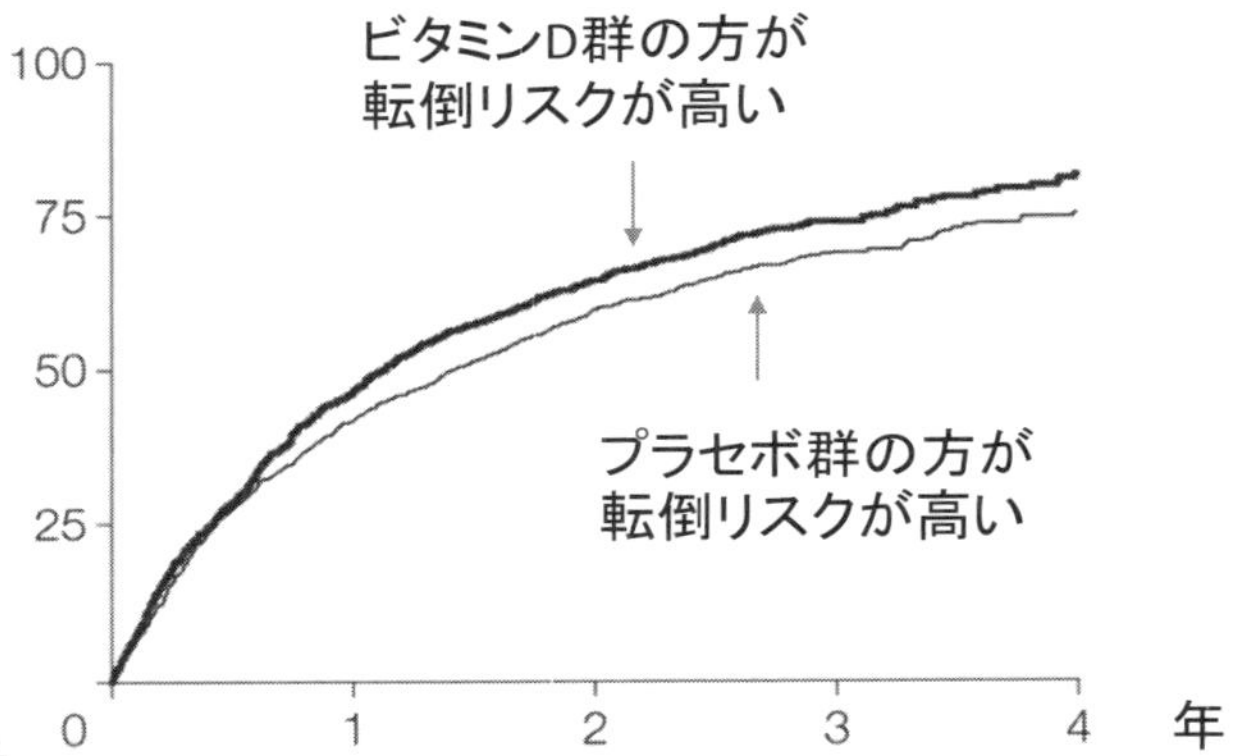

骨折

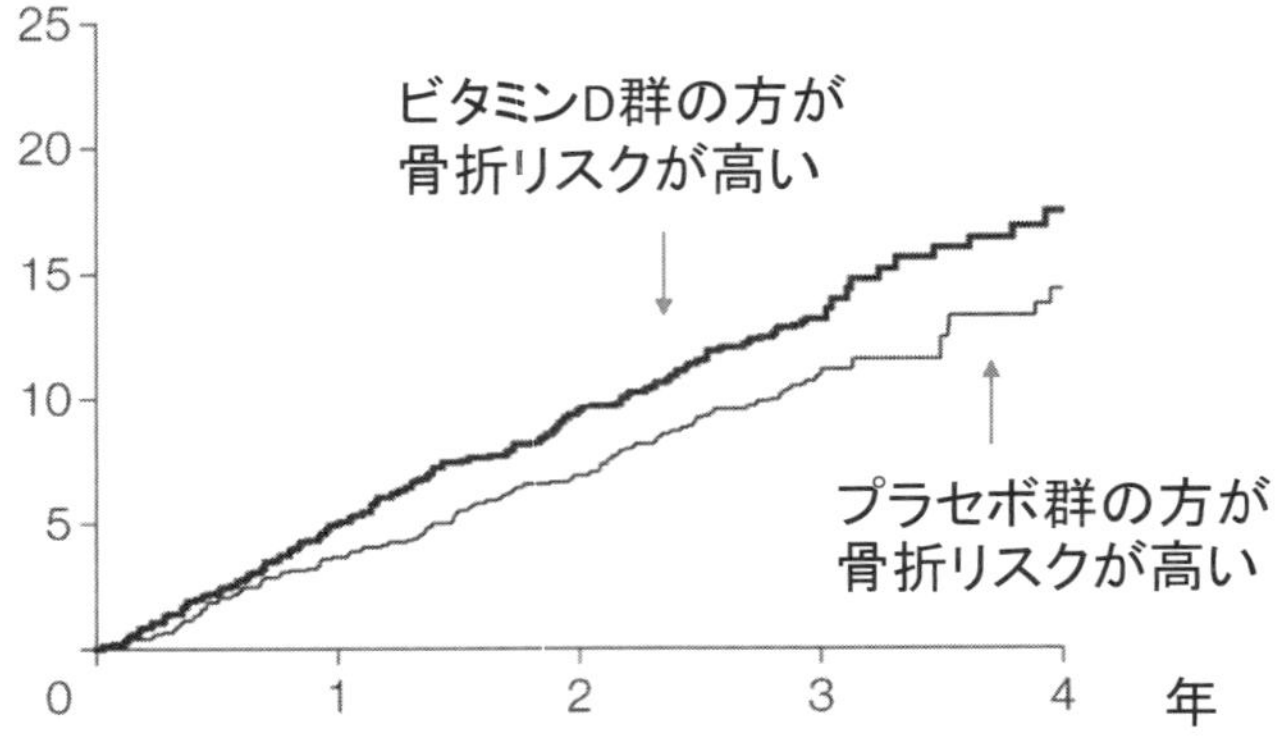

ビタミンＤと太陽光

それでは、検査を受けることなく、安全に自分にとっての必要量を補うにはどうすればいいでしょう。

いちばんいいのは、毎日太陽の光をしっかり浴びることです。

重ねていいますが、日光浴をたくさんしたからといって、体内でビタミンＤが過剰になることはありません。

自然に必要なビタミンＤを獲得できて、お金もかかりません。

春から秋の晴れている日なら15～30分程度、曇りの日や冬場など日差しの弱い場合は、倍の30～60分ぐらいの日光浴を少なくとも週３回行うと良いとされています。

散歩をしたり趣味で家庭菜園をするなど楽しみながら日光浴をするのがおすすめ。私は週に一度はランニングをするようにしています。自然に必要なビタミンＤを獲得できて、お金もかかりません。

「そうはいっても、紫外線の害が心配」

「日焼けしたくない」

このように日に当たることに抵抗のある方は、「手のひら浴」といって、手のひらだけ日光浴をするのでも効果があるとされているので試してみてください。

「それも面倒。やっぱりサプリメントをとるのが手っとり早くていい！」

そういう方も少なくないと思います。

コラムの後の項目で効果的な摂取法についてお伝えします。

［コラム］同じ血中25ビタミンＤレベルでも効果のあらわれ方が違うことがある

ビタミンＤは日光に当たることにより皮下で作られます。同じ日光曝露であれば肌の色が白いほうが黒い場合より25ビタミンＤレベルは上昇しやすい。

実際、アメリカ白人は同黒人より25ビタミンＤレベルは高い。その結果、骨は白人のほうが黒人より丈夫なことが予想されます。

ところが実際のところ骨密度など骨の丈夫さは同じでした。このパラドクスをどう説明すればよいのでしょうか？

「ＮＥＪＭ」にその解が示されました[27]。

85～90％のビタミンＤは「ビタミンＤ結合たんぱく」というたんぱく質に、残りの10～15％は「アルブミン」というたんぱく質にくっついています。

単独フリーで存在しているビタミンＤはわずか１％程度にしか過ぎません。

どちらのたんぱく質も、ビタミンＤを体の必要なところまで運んで届けるという、いわばバスのような役割があります。

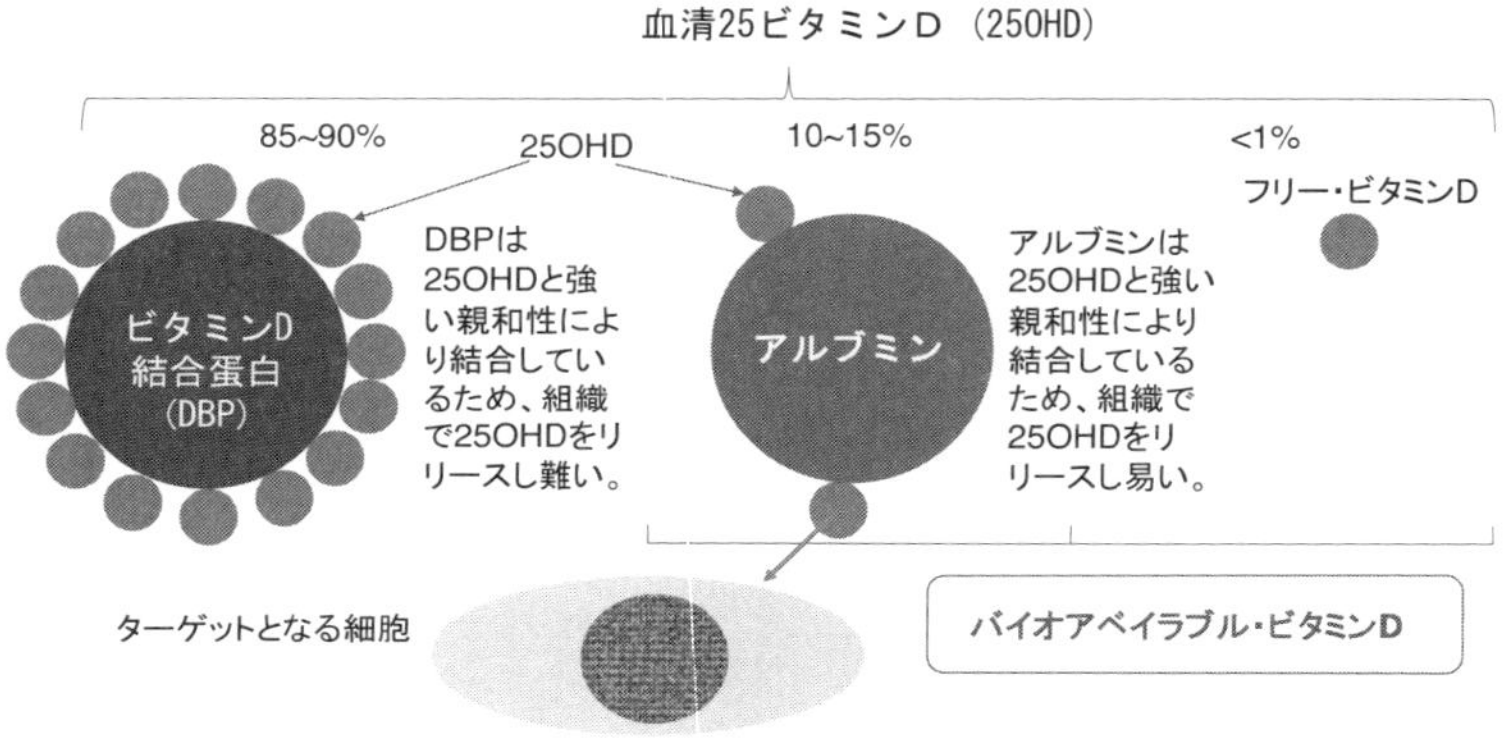

1人でテクテク歩くよりも、バスに乗ったほうが目的地まで大勢を効率的に運ぶことができます。

ところが、同じ運搬役でも、ビタミンD結合たんぱくとアルブミンには大きな違いがあります。ビタミンDとの親和性です。

ビタミンD結合たんぱくはビタミンDと非常に親和性が強く、しっかりとくっついています。

そのため、ターゲットとなる組織付近に来てもビタミンDをなかなかリリースできないという負の側面があります。目的地に着いたのに、なかなか降ろしてくれないのです。

一方、アルブミンはビタミンD結合たんぱくほど親和性が強くないため、ターゲットとなる細胞のうえにくるとビタミンDをすぐさま解放してボタボタと落としていきます。

つまり、アルブミンとくっついているビタミンDのほうが、体の中で働きやすいのです。そのため、アルブミンとくっついている、あるいは単独のものを「バイオアベイラブル（生物学的に利用可能な）・ビタミンD」と呼びます。

この研究において白人の「ビタミンD結合たんぱく」はビタミンDと親和性が高いため、アルブミンと結合したバイオアベイラブル・ビタミンDが少なくなります。

一方、黒人はその逆です。その結果、両人種間で25ビタミンDの値は違うものの、バイオアベイラブル・ビタミンDの値は同じであるため骨の強度も同じという理論が提示されました。

私たちが研究したところ、日本人の「ビタミンD結合たんぱく」遺伝子多型は白人と黒人の中間でした[28]。おそらく進化の過程でそのようになったのでしょう。実によくできています。

逆に、ビタミンDは人類が生存していく上で極めて重要な因子であるかがよくわかります。

私たちは後述するアマテラス試験を徹底的に事後解析しました。

その結果、バイオアベイラブル・ビタミンD値が低い半数においてビタミンDサプリが良く効いて再発・死亡を抑えることを発見し論文報告しました[28]。

これは極めて合理的な結果です。ただ、バイオアベイラブル・ビタミンD値は研究レベルでないと測定できない難点があります。

ビタミンDは目的によって飲み方を変えたほうがより効果的

ビタミンDは、目的によって効果的な摂取法が異なります。

心血管疾患や自己免疫疾患など、がんも含めて慢性疾患を予防したいのであれば、1日2000IUの摂取をおすすめします。

これは、これまでの私自身の研究と世界中のさまざまな研究とを合わせて導き出した摂取量です。

ただし、疾患予防の効果があらわれてくるのは、摂取をはじめて1〜2年近く経ってから。詳しくはあとの章でご説明しますが、ある程度の時間をかけて進行するような疾患に対しては、ビタミンDの効果もじわじわとあらわれてくるようです。

ですから、ちょっと試して「効果を実感できない」といって服用をやめてしまうのはもったいない。

「**ビタミンDの効果は遅れてやってくる**」

慢性的な疾患を予防したい方は、そう思って毎日飲み続けてみてください。

一方、インフルエンザのような季節性の急性疾患の場合は、そのシーズンだけピンポイントで摂取するほうが効果的です。

先に述べたように、私はビタミンＤとがんとの関係を調べる前に、インフルエンザとの関係を調べていました。

高校生を対象に、ビタミンＤとプラセボとを投与したところ、内服を開始してから10日・20日・30日・40日……と経過をみていくと、ビタミンＤ群はプラセボ群に比べてインフルエンザに罹る人の増加率が低いという結果が出ました。

「これは効いているな」とはじめは思ったのですが、その後、50～60日ぐらい経ってくると、ビタミンＤ群にもインフルエンザに罹る生徒が増えたのです。[29]

なぜそうなったのか、そのメカニズはいまだに不明です。ただ、これは私の印象ですが、ビタミンＤサプリの内服をはじめると最初の１～２カ月で25ビタミンＤ濃度が急速に上昇します。

この変化が重要なのではないかと考えています。逆に長期間内服して25ビタミンＤ濃度が高めに安定すると、逆に免疫反応も鈍化してしまうと考えています。

ということは、普段ビタミンＤを飲んでいない血中ビタミンＤ濃度のさほど高くない人が、インフルエンザのシーズンだけ服用するのであれば、１日数百単位でも十分効果を得られると思います。

たとえば、受験生を持つお母さんが、受験シーズンに子どもにインフルエンザに罹って欲しくないのであれば、最初の受験日の１か月前ぐらいから子どもにビタミンＤ１０００ＩＵ（＝25μg）を毎日飲ませはじめると、ジャストタイミングで効果があらわれてきます。

ですから1~2月に受験日があるのなら、年が明けてから飲むのがいちばん良いパターン。私の子どもが受験生であれば、そういうやり方をするでしょう。

まとめると、**じわじわと進行する慢性疾患に対しては長期戦で、ビタミンD濃度が下がる2月頃の感染症に対しては短期戦で、それぞれ勝負をかける**。

そのようにターゲットにする疾患のタイプによって、ビタミンDの摂取方法を考えるのが、最も効果的です。

ただ、受験生のように急性疾患の予防に特にこだわらないのであれば、ビタミンDには副作用がないので恒常的に毎日摂取することをおすすめします。

第2章　「がんの新常識」を知って、正しく恐れよう

「がん」とはどういう病か

2019年のデータによると、日本人が一生のうちにがんと診断される確率は男女ともに2人に1人。がんは誰にとっても身近な病といえます。

そもそも「がん」とはどんな病気でしょうか。

私たちの体はおよそ37兆個の細胞からつくられています。そのうち毎日1％ぐらいが死ぬため、細胞は分裂を繰り返すことで、減った細胞を補っています。

つまり、私たちの体は細胞が日々入れ替わることで、少しずつ生まれ変わっているのです。

細胞はたんぱく質ですから、細胞分裂では、たんぱく質の設計図（どのような形や質のたんぱく質をつくるかが書かれている）である遺伝子をコピーすることで、1つの細胞が2つに、2つの細胞が4つに、4つの細胞が8つに……という具合に行われます。

正常な細胞は、分裂を繰り返して増え続けたり、それを止めたりすることを、体の状態に合わせて調節しています。

ところが、分裂を何回も繰り返すうちに、ときどき遺伝子のコピーミスが起こることがあります。また、喫煙や過度の飲酒などの生活習慣やウイルスや細菌への感染、放射線などさまざまな要因によって遺伝子に傷がつくこともあります。

さらに遺伝子に傷をつけないまでも、エピゲノムといって遺伝子周囲がメチル化などで修飾されることで正しいタイミングで遺伝子が発現されなくなる（＝たんぱくが作られない）ことでがん化が加速することもあります。

あるいはウイルスが潜伏感染してがん化することもあります。子宮頸《けい》がん、肝臓がんの一部、特殊な白血病などはそれに該当します。

体には、こうして遺伝子に傷がつくと細胞は分裂を停止して遺伝子の傷を修復したり、修復できなければ自爆（アポトーシス）したりする仕組みが備わっています。

しかし、遺伝子が傷ついた異常な細胞の中には、そうした体からの命令を無視してそのまま生き残ってしまうものがいます。特に細胞の修復や細胞分裂、アポトーシスに関わる遺伝子に傷がつくと、車でたとえるとアクセルやブレーキが故障するわけですから、がん化のリスクが高まります。その代表格がプロローグでも触れたp53です。

こうして遺伝子の突然変異等によって異常増殖するようになったのが「がん細胞」です。

健康な人の体内でも、毎日がん細胞が発生しているといわれています。

このときに活躍するのが免疫監視システムです。がん細胞ができると、その都度、免疫細胞によって異物と判断され処理されます。

このように、がんに対して働く免疫監視システムのことを、とくに「抗腫瘍免疫応答《こうしゅようめんえきおうとう》」といいます。抗がん免疫監視システムといってもいいでしょう。

ところが、がん細胞が、膜表面にPD－L1と呼ばれる抗原を発現するなどの方法で抗がん免疫監視システムを逃れて生き残ってしまうことがあります。すると、がん細胞はどんどん増殖し、やがて塊をつくって「がん＝悪性腫瘍」となります。

つまり、「がん」とは、異常な細胞が制御されずに増殖し、正常な組織を破壊する疾患の総称です。通常、細胞は適切なタイミングで分裂し、古い細胞は死滅して新しい細胞に置き換わります。

しかし、がんでは、遺伝子の変異により細胞の制御が失われ、異常な細胞が増殖を続けるため、腫瘍と呼ばれる塊を形成し、周囲に広がったり（浸潤）、ほかの臓器に移って（転移）新しいがん病巣をつくったりする特徴を持っているものがいます。

そうしてがんが進行すると、塊となったがんによって臓器が圧迫されたり、炎症が起こったりします。また、そういう性質のがん細胞は分裂のスピードが速いため正常細胞の何倍も栄養を必要とし、患者さんの体から栄養を奪いとり、がん病巣周囲に炎症を起こして体をどんどん衰弱させます。

これだけを聞くと、「がん＝怖い病気」となっても仕方ありません。実際、昭和の時代には「がん＝死ぬ病」と信じられていました。

しかし、ポイントは「**がんの中には、急速に進行するものと、なかなか進行しないものがいる**」ということ。

「がん」という病にはまだまだ不明な点も多いのですが、がんに関するさまざまな研究の積み重ねによって、近年では、すべてのがんが怖いわけではないことがわかっています。

「がんは死ぬ病」という常識が覆った！

プロローグでも述べましたが、がんには、死に至るものと、命に関わらないものとがあります。

「昭和の時代の常識＝がんは死ぬ病気」から、

「平成・令和の新常識＝死ぬがんと死なないがんとがある」へとパラダイムシフトが起こったのです。

ただ、その事実は、まだまだ一般的にはなっていないようです。

そのため、「がんは放っておくと死ぬ病であり、早期発見・早期治療が生死を分ける」と、いまでも頑なに信じている人が多いのが実情です。

がんを早期発見するために、１９８２年度から政府指導のもと市町村が主体となってがん検診が行われるようになり、現在では、胃がん、子宮頸がん、肺がん、乳がん、大腸がんの５種類の検査を無料で受けられるようになっています。

さらに、検診では特定部位のみしか調べられないため、唾液や尿などを使って全身のがんのリスクをスクリーニングできる簡易検査や遺伝子検査キットも登場しています。

これらのがんスクリーニング検査は、症状があらわれる前のがんの早期発見に役立つ可能性があるとされています。

がんの治療も進歩しています。

がんの主な治療法は、手術療法（がんの病巣を切除して切りとる）、放射線療法（がんの病巣に放射線を照射してがん細胞を死滅させる）、化学療法（主に抗がん剤によってがん細胞を死滅させたり、増殖を抑えたりする）の３つであり「三大療法」と呼ばれています。

いずれの治療法もメリット、デメリットがあり、デメリットを克服するための改良が重ねられ、新たな治療法が生まれています。

たとえば、手術療法では、傷をなるべく小さく、また痛みを少なくするため、体に小さな穴をあけ、そこからカメラや器具を入れて、カメラの映像をみながら患部を切除する胸腔鏡《きょうくうきょう》・腹《ふく》腔鏡下《くうきょうか》手術が現在では主流となっています。

また、ロボット支援によってより精密な手術も行えるようになってきています。

放射線治療でも、有名なのはＸ線ですが被曝の問題があるため、かわりに粒子線（粒子である原子核を高速に加速して体の外からがん細胞にぶつけて治療する）を使った治療法が行われるようになってきました。

さらに、抗がん剤のかわりに、がん細胞が免疫から逃れる仕組みを抑制してＴ細胞によるがん細胞攻撃を促進する免疫チェックポイント阻害薬や、腫瘍抗原に対して特異的に活性化されたT細胞受容体を用いてがん細胞を標的に攻撃するCAR-T療法も開発されています。

国立がん研究センターが公表するデータをみると、肺がんが「ステージ1」で発見された場合の5年生存率は85％、大腸がんであれば98％とされています。

しかし、繰り返しますが、がんの研究が進み新たな検査や治療の開発が行われる一方で、そもそも、がんには「死ぬがん」と「死なないがん」とがあることも明らかになりました。「死なないがん」には「治療をせず放っておいても死なない」がんも含まれます。

「がんの治療をしなくてもいい」といわれても、「がん＝死ぬ病」と刷り込まれている昭和世代の方にはピンとこないかもしれません。

しかし、がんが進行して浸潤したり転移したりするスピードは、がんの発生臓器やステージ、病理組織、バイオマーカー、ゲノム解析結果などによって大きく異なります。

がんの中には、進行がとてもゆっくりで一か所にとどまったまま、その人が生きているうちにはなんの症状も引き起こさず命を脅かさないもの、つまり「進行がん」にならない性質の穏やかな「死なないがん」も存在します。

そして、がん検診などで早期に発見されるがんの多くは、そういう治療をしなくても「死なないがん」であり、死なないがんを検診でみつけて治療をしているから「5年生存率も上がった」だけかもしれません。

「死なないがん」はしばらく放っておいていい

「治療をしてもしなくても生死にかかわりはない。そんながんがあるのか!?」

疑問に思う方は多いと思います。

「死なないがん」の代表ともいえる前立腺がんで、具体的にみてみましょう。

すべての前立腺がんが「死なないがん」というわけではありませんが、生育のスピードがゆっくりであり、悪さをするにしても時間がかかります。

そのため、ほとんどのがんは5年単位でみますが、前立腺がんの5年生存率はほぼ100%。5年では進行しているかどうかの差がわからないため、だいたい10年単位でみます。

ここで、「前立腺がんのほとんどは死なないがん」であることのエビデンスとなる『ニューイングランド・ジャーナル・オブ・メディスン(NEJM)』に掲載されたアメリカの研究結果をご紹介します(1)。

PSAという腫瘍マーカーで発見された転移を伴わない前立腺がんの患者さんで試験参加に同意した1643人を、手術する群553人と、放射線治療をする群545人と、治療はせず外来で定期的にPSAを測定し必要に応じて手術ないしは放射線治療をする経過観察群545人とにランダムに振り分け、ほとんどのがんは5年で評価しますが、前立腺がんは進行が遅いので10年間もの長期にわたり追跡調査をしたところ、前立腺がんによる死者数はそれぞれ5人、4人、8人でした。

しかし、この3つの数値に統計学的に有意な差はありませんでした。全ての原因による死亡率（合計169名死亡）も各群10％で全く同率でした。一方、がんの進行や転移は経過観察群に多くみられました。

要するに、「治療をしなければがんの進行や転移のリスクは高まるが、がんに対して手術したり放射線照射したりと治療すれば合併症等による死亡リスクが高まる。双方のリスクが相殺されて、比較3群間の死亡率は10年で10％と同率になった」と解釈できます。

特に前立腺がんは高齢者に多いので心臓病などの合併疾患が多く、術後合併症を併発しやすく、あるいは体力的な問題にまで配慮する必要があります。さらに前立腺がんの進行速度は遅いので、腫瘍が少し大きくなったとしても、あわてる必要はないことも示唆しています。

「前立腺がんの場合、手術や放射線治療をしない」という選択肢もあるということ。ただし、診断後1年目は3か月毎、2年目以降は6から12か月毎にPSA検査を実施して上昇してきたら必要に応じて手術等を検討するのでもよいかもしれません。

前立腺がんほどではありませんが、甲状腺がんの5年生存率は92・6％と、甲状腺がんの多くも「死なないがん」といえます。

世界でもっとも信頼されている内科の教科書『ハリソン』には、亡くなった方を病理解剖すると、生前に甲状腺がんの診断を受けていないにもかかわらず、4人に1人は甲状腺にがんがみつかると書いてあります。

つまり、その亡くなった方たちは、甲状腺にがんはあってもそれに気づくことなく、また甲状腺がんが死亡原因とはならなかったということ。

甲状腺がんの8〜9割を占めるのは「乳頭がん」という発育がゆっくりでおとなしいタイプであり、全てのがんのなかで最も進行スピードの遅いものの1つとして知られています。

ということは、健康な人が超音波で甲状腺がんのスクリーニング検査を受けると、かなりの頻度で治療の必要のない甲状腺がんを発見されてしまうわけです。

そして、がんをみつけられてしまうと、たいていは「治療をしたい」という気持ちになってしまうものです。

甲状腺がんの子どもたち

これと似たような状況が、1986年に発生したチェルノブイリ原発事故で認められました[2]。被曝した子どもたちの首もとにある甲状腺を超音波でスクリーニング調査したところ、事故当時15歳以下の子どもたちの間で5127人が甲状腺がんの診断を受けたのです。

さらに18歳以下では6848人でした。しかし、2005年（19年後）の国連の調査報告書によると、死亡（原因は不明）した子供の数はそれぞれ９人（死亡率０・18％）と15人（死亡率０・22％）で、１００％近くの子供が生きています。

もちろん手術したから死亡率を抑えられた可能性もありますが、従来特に子どもの甲状腺がんは完治しやすいことから、甲状腺がんがみつかっても先の前立腺がんのように増大傾向があってはじめて手術を検討するのでもよかったのではないかと私は考えます。

同じことが東日本大震災による福島原発事故後の福島の子どもたちに起こっています。チェルノブイリ原発事故後に小児甲状腺がんが増加したことから、福島でも原発事故後に県内のすべての子ども（事故当時０〜18歳）を対象に甲状腺がんの超音波検査が行われるようになりました。

そして、甲状腺がんの発見された子たちは手術でがんを除去するなどの治療が行われました。しかし、私は、東京都でも同じ検査を行うと、もしかしたら同じくらい甲状腺がんの子どもがみつかるのではないかと思っています。

それに、子どもの甲状腺がんは治りがとても良いケースが多いのです。

ただ、そうやって検査でがんをみつけてしまうと、親御さんは心配で「手術をしてください」ということになるし、ドクターも「とっておいたほうが将来安心ですね」となる。

ですが、甲状腺をとり過ぎてしまうと、一生、甲状腺ホルモンを飲み続けなくてはいけません。また、本人も、がんがあって手術をしたことを知っていると、「再発するかも」「甲状腺は大丈夫でも白血病になるかも」などと、一生がんにおびえて暮らすことになります。

そうしたことを考えると、福島の甲状腺がんの子どもたちのスクリーニング検査と治療については、本当にやったほうがよかったのか、私はいまだに疑問に感じています。

神経芽細胞腫のマススクリーニング

神経芽細胞腫《しんけいが》は小児がんの中でも死亡率が非常に高く、診断がついたときはほとんどのケースでステージ4まで進行しており、手遅れのことが多いです。

神経芽細胞腫をステージ4に進行する前にスクリーニング検査で発見し、その芽を摘むことで、このがんで命を落とす子どもの数を減らそうという考えができました。そこで、1980年代後半、日本は国を挙げてこのがんのマススクリーニング検査を全国規模で開始しました。

そのきっかけとなったのは、1984年、かの有名な医学雑誌「ランセット」に日本の研究グループが発表した論文です(3)。

「日本の8つの地域で神経芽細胞腫のスクリーニング検査を28万1939人の6ヵ月の乳児を対象に実施し、尿中カテコラミン代謝物を測定し、高値であればCTなどの画像検査を実施。神経芽細胞腫の確定診断がつけば手術と、場合によっては抗がん剤による化学療法を追加する形で対応する。

その結果、16人の乳児に神経芽細胞腫がいずれもステージ4の手前でみつかった。1名は術後1カ月で死亡したものの、15名は生存しており「このスクリーニング検査は神経芽細胞腫の死亡率を改善する」

というもので大きな期待が持たれました。

このスクリーニング検査が有効に機能しているか否かを判定するためには、そのスクリーニング検査で発見された神経芽細胞腫の致死率ではなく、スクリーニングを実施した地域の乳幼児人口当たりの神経芽細胞腫の死亡率をスクリーニングを実施していない地域のそれと比較するべきでした。

しかし、日本政府はこのマススクリーニングを十分な検証なしに国家事業として日本全国に拡大してしまったのです。

当時の私はまだ若輩者の病棟医でしたが、小児がん学会の神経芽細胞腫・マススクリーニングをテーマにしたセッションでマイクの前に立ち、以下の質問をしました。

「私の勤めている病院の小児科には年間2~3人のステージ4の神経芽細胞腫患児が入院します。予後は極めて不良です。このマススクリーニング検査がはじまる前と比較して年間に入院するステージ4の神経芽細胞腫患児の数は減っていません。全国レベルでみたときマススクリーニング検査は、はたして進行神経芽細胞腫を減らしているのでしょうか？　それとも自然消退する「死なないがん」を発見して治療しているだけということはないのでしょうか？」

学会会場がシーンと静まり返ったのを覚えています。演者も座長もフロアからも回答はありませんでした。1993年くらいのことだったと記憶しています。

ドイツ[4]とカナダ[5]の一部地域が日本の真似をして神経芽細胞腫マススクリーニング検査を開始しました。

しかし、神経芽細胞腫の死亡率を下げておらず、そればかりか手術による死亡例もあったことから本スクリーニングは「やるべきではない」と『NEJM』に報告しました。

2002年のことです。日本のランセットでの報告にも1名の術後死亡の報告がありました[3]。

逆に、スクリーニング検査がなければこの死亡はなかったかもしれません。

1999年に日本小児がん学会が発表したデータによると（既にホームページからは消去されています）、1976年から1996年までに神経芽細胞腫マススクリーニングによって発見された1453例のうち、1226例に手術が行われ、このうち、132例に治療による合併症が認められました。

また、1025例に化学療法が行われ、このうち、49例に治療による合併症があったことが報告されています。

手術の合併症で8人、化学療法の合併症で10人の子どもが亡くなりました。

このスクリーニングで神経芽細胞腫の診断を受けた子どもの数はもっと多いので治療の合併症で亡くなった数はこれ以上であったと思われます。

この18人以上の子どもたちは日本政府がマススクリーニング検査を実施していなければ死なずに済んだかもしれません。もちろんタイムマシンで過去に戻ってマススクリーニングが実施されなかった場合と比較しないと真実は分からないのではありますが……。

日本政府は、この2002年に発表された論文の結果を重く受け止め、2004年3月に神経芽細胞腫マススクリーニング検査を打ち切りました。しかし、その後神経芽細胞腫で亡くなる子どもの数が増えたというエビデンスは私の知る限りありません。

「がん＝死ぬ病気」ということが私たちの頭の中に刷り込まれてしまっているため、がんに関しては、医師も患者さんも治療をしないという選択をしづらいところがあるとは思います。

だからこそ、

「がんには、治療をしなくてもよい、放っておいても死なないがんもある」

そこまではいい切れずとも、

「**あわてて治療をしなくても、しばらく様子をみていてもよいがんがある**」

ということをぜひ心に留めておいてください。

そして、もう1つ重要なのが、「シェアード・ディッション・メイキング」（患者さんと医師が協力し意思決定を行うプロセス）。

先ほどの前立腺がんであれば、たとえば、

「あなたの場合、この臨床試験に参加した人たちと同様PSAのスクリーニング検査で発見されたので、手術をしても、放射線治療をしても、外来で何もせずに経過観察をしても、生存率は同じです。どれを選びますか」

というように、医師が患者さんにきちんとエビデンスを示し、さまざまな治療法の選択肢の中から最適と思われるものを、医師と患者さんとが相談しながら決めていくことが大切だと思います。

検査で「死ぬがん」をみつけるのは難しい

ここまでみてきたように、つらいがん治療など必要ない「死なないがん」であっても、検査でみつかると治療をせずにいるのは難しいもの。

「死なないがん」というのは、「みつけないほうが幸せながん」ともいえます。

ところが、がんのスクリーニング検査でみつかるのは、たいてい「死なないがん」なのです。

これも「プロローグ」で述べましたが、「死ぬがん」は進行のスピードが速く、市町村が行っている1年に1回のがん検診でみつけるのは難しいかもしれません。

症状があって、そういうがんがみつかったときには、かなり進行して治療が難しい段階になっていることも珍しくありません。また、治療をしても再発率が高いこともわかっています。

検査で「死ぬがん」をみつけることがどれほど難しいか。そのエビデンスとなるポーランドとノルウェー・スウェーデンの北欧2カ国による共同研究の結果が『NEJM』に報告されました。[6]

試験内容に同意した55〜64歳の男女8万4585人をランダム(=強制的に)に、大腸ファイバー検査(大腸内視鏡スクリーニング検査)強制的に一回受ける群2万8220人(実際に検査を受けたのは1万1843人)と検査を受けない群5万6365人に振り分け、それぞれ中央値で10年間もの長きにわたり経過観察を行いました。

検診の効果は薬の治験と同様にランダム化臨床試験を実施しないとわかりません。なぜなら大腸内視鏡スクリーニング検査を積極的に受ける人は、喫煙しないなどそれ以外の健康に良いこともたくさん実践していることが多く、大腸内視鏡を受けたから大腸がんにならなかったのかを判別できないからです。

結果はどうだったのでしょうか(次ページ図参照)? 大腸がんが発生した率は大腸ファイバー検査をやった群で0・98%、検査をしなかった群は1・20%でした。

その比は0・82、差は0・22%。大腸ファイバー検査を受けることで大腸がん発症リスクは18%下がるものの、検査を受けて大腸がんの発症を予防できたのは455人に1人、逆に455人中454人は検査を受けなくても大腸がんにはならなかったと解釈できます。実際検査を受けても大腸がんを発症する人がいるわけですから検査を過信してはいけません。

一方、大腸がんによる死亡リスクをみてみると、検査を受けた群は0・28%、受けなかった

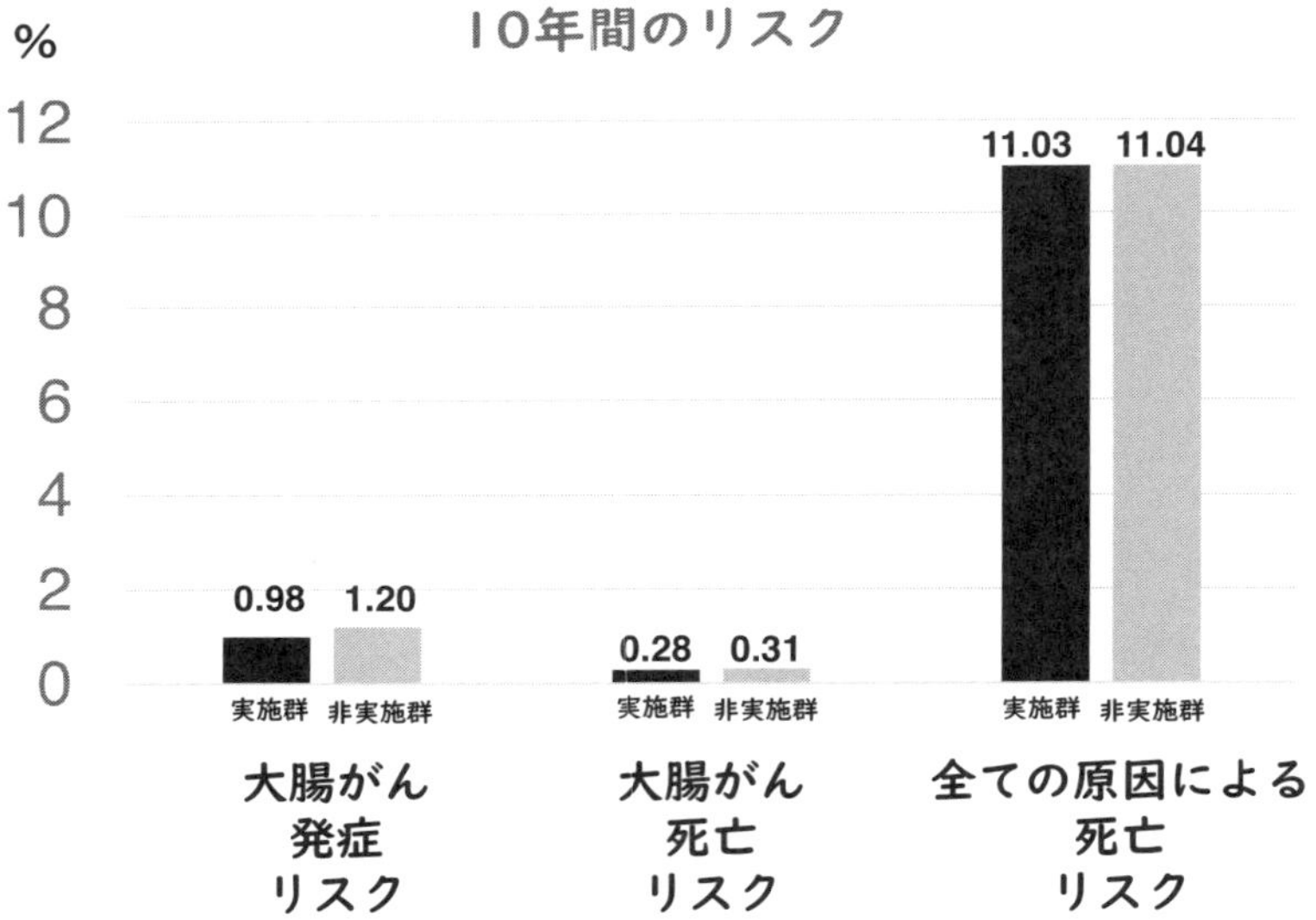
10年間のリスク
%
12
10
8
6
4
2
0
0.98
1.20
0.28
0.31
11.03
11.04
実施群
非実施群
実施群
非実施群
実施群
非実施群
大腸がん
発症
リスク
大腸がん
死亡
リスク
全ての原因による
死亡
リスク

群は0・31％でその差は0・03％、わずかながら検査を受けたほうが良いようにも見えますが、統計学的に意味のある差ではありませんでした。

仮に有意な差があったとしても、大腸内視鏡スクリーニング検査を3000人以上に実施し、たった1人を大腸がん死亡から救える計算になります。

つまり検査で予防できた大腸がんの多くは「死なないがん」だったと解釈できます。言い換えれば、大腸ファイバー検査では死に至る大腸がんの発症を防ぐことはできていない、ということ。しかし、検査群に振り分けられても実際に検査を受けた人は42％しかいませんでした。これはバイアスとなり、検査の効果を過小評価したかもしれません。

さらに重要な点として、心筋梗塞などあらゆる原因による死亡率はスクリーニング検査群で11・03％、非スクリーニング群で11・04％でした。

その差は0・01％。これはもはや誤差の範囲であり、「全く差がなかった」といっても過言ではない結果でした。大腸ファイバー検査を受けても寿命は延びないということです。

まとめると、大腸ファイバー検査によって、大腸がんの発症リスクを18％下げることはできたが、大腸がんによる死亡率を下げることはできていない。まして、全ての原因による死亡はまったく下げられていない。

このように、**「死ぬがん」は発育のスピードが極めて速く、早期発見・早期治療を目指すなら、おそらく毎月、あるいは毎週検査を受けないと間に合わないでしょう。**

ですが、体への負担を考えると、賢明な選択とは言えません。

がんのスクリーニング検査の有効性を評価するためには「がんの致死率」でみるのではなく、「人口10万人当たりのがん死亡率」で評価すべし

がんのスクリーニング検査では「死なないがん」を中心に発見しているだけで「死ぬがん」を早期発見早期治療できてもがんで亡くなる方の数を減らすことができません。

日本の対がん戦略が奏功しているか否かを判断するためにはがん患者さん当たりの死亡率、いわゆる「致死率」でみてはいけません。

なぜなら前者では死亡率の分子に当たる「死ぬがん」が減っていなくても、これに対して発見されたがん患者さんの数が増えれば分母が増えるため、がんの死亡率が下がっていると錯覚してしまうからです。

一方、「人口10万人当たりのがん死亡率」で評価すれば、がんのスクリーニング検査により「死なないがん」の発見が増えても影響されません。本来「死ぬがん」が治療の進歩により、「死なないがん」に変わったとき、「人口10万人当たりのがん死亡率」は低下します。

いままで説明してきた前立腺がん、甲状腺がん、神経芽細胞腫、大腸がんの話題は「がんの致死率」と、「人口10万人当たりのがん死亡率」を区別できれば真実が易々とみえてくるはず

です。

最初に誰が言い出したのかはわかっていませんが（マーク・トウェイン？）「ウソには3種類ある。まっ赤なウソ、黙っているウソ、そして統計だ」という名言があります。

一方で「統計はウソをつかない、ウソをつくのは人である」という名言もあります。数字に騙されないようにするためには「疫学」を学ぶべきでしょう。

「p53がんブレーキ遺伝子」に傷がつくと「死ぬがん」になる

なぜ「死ぬがん」はそれほど暴走してしまうのか。

「死ぬがん」では、多くの場合、「p53」という遺伝子に変異が起こっていることがわかっています。プロローグでも図解しましたが、読者の皆さんには理解し難い部分だと思うので再度説明させていただきます。

さて、ヒトの遺伝子（設計図）は約2万種類あると考えられています。その中には、細胞の分裂・増殖を促進するたんぱく質の遺伝子と、それを抑える働きをするたんぱく質の遺伝子とがあります。

正常な細胞は、ある程度分裂・増殖を繰り返すと、分裂をストップします。そうしないと、体内は細胞で溢れかえってしまいます。しかし、分裂をストップできずに増え続ければ、それがまさしく「がん」ということになります。

自動車のアクセルとブレーキのように、細胞の世界にも、アクセルを踏むように細胞の分裂・増殖のスピードを加速させる「アクセル遺伝子」と、ブレーキを踏むように増殖速度を落とす「ブレーキ遺伝子」とがあるのです。

専門用語に置き換えるとそれぞれ「がん遺伝子」、「がん抑制遺伝子」と呼ばれます。

分裂・増殖を抑制するブレーキ遺伝子には、もう1つ重要な役割があります。

前のほうの項目でも話しましたが、細胞分裂の際にコピーミスが起こったり、外的要因によって遺伝子に傷ができるなどして異常な細胞、つまりがん細胞ができると、それが増えないよう分裂を止めなくてはいけません。

「ブレーキ遺伝子」には、「p53」「RB」「BRCA」などいろいろ種類があります。稀ではありますが、これらの遺伝子に生まれつき異常をもつ場合があります。

たとえばp53の場合、リー・フラウメニ症候群といって、様々ながん種の発症リスクが高まります。また、RBでは網膜芽細胞腫、BRCAは乳がんや卵巣がんの発症と関係する場合があります。

これらは生まれつき異常がある場合でしたが、がんの多くは後天的な因子により発生します。たとえば、紫外線や放射線、化学物質（タバコの煙、飲酒等）などの生活習慣により遺伝子に傷がつきます。そのことにより核の中でp53たんぱくが増え、細胞は分裂を停止します。

車が故障すればまずブレーキで車を停止し、問題を発見して修理を試みるのに似ています。そして、傷ついた遺伝子が修復されれば、元に戻りますが、修復不可能であれば細胞は自爆します。

しかし、２万余ある遺伝子の中で偶然p53遺伝子が傷つくこともあります。p53が壊れた細胞はp53遺伝子自身や他の傷ついた遺伝子を修復できないまま、あるいは自爆することさえもできず次々と遺伝子変異を蓄積しながら増え続け、やがて制御不能となって、遂にはがん化します。

逆にがん細胞を調べると半数近くがp53の遺伝子に変異をもつのはこのためなのです。p53遺伝子に突然変異があると、傷ついた遺伝子を修復できないので、他の遺伝子の異常もどんどん蓄積していきます。その結果、同じ臓器に発生したがんであっても、**p53遺伝子に変異がある場合、それが無い場合と比較して「死ぬがん」になるリスクが高い**のです。

このように、p53遺伝子は正常な細胞を守るための司令塔であり、「ゲノムの守護神」とも呼ばれています。

そのp53遺伝子に傷がついて、ブレーキの役目を果たせなくなると、大変なことになります。たとえば、車のミラーがとれかけていても運転には大きな支障はありませんが、ブレーキが壊れてしまうと車は暴走して事故が起こってしまいます。ヒトでいうと、その事故ががんになるわけです。

ほかの遺伝子が傷ついたのであれば、p53遺伝子の誘導によって、その遺伝子を修復するか、それができなければ細胞は自ら死にます。つまり、大したことにはなりません。

しかし、メンテナンスを命じる司令塔のp53遺伝子にたまたま傷がついてしまうと、修復することも自爆することもできません。そうなると、異常細胞、つまりがん細胞が鼠算《ねずみざん》式に増え続け、暴走してしまうことになります。

p53遺伝子は、こうして細胞のがん化を防いでいる

p53遺伝子の働きについて、もう少し詳しくみていきましょう。

p53遺伝子が指示を出す際には、まず、p53たんぱく質をつくります。細胞の中での実働部隊はたんぱく質だからです。

たとえば、紫外線が皮膚に当たったり、たばこやアルコールが喉の粘膜を刺激したりすると、正常な細胞の遺伝子に傷がつくことがあります。

すると、p53遺伝子が働いて（発現）、あるいは細胞内でのp53の代謝・分解速度が低下して、細胞内でp53たんぱく質が増えます。

p53たんぱく質はほかのがんブレーキ遺伝子群のスイッチをオンにすることで、細胞周期（1つの細胞から2つの細胞を生み出す過程で起こる一連の周期）を止めます。

車を運転中にカラカラというエンジン音がしたら、「あ、ちょっとおかしい」と思って、まず車を停め、どこが壊れたのか点検をします。

それと同じように、細胞も遺伝子に刺激を受けると、いったん分裂を止めて静止状態になり、それから、傷ついた遺伝子をみつけて自己修復し、修復不能な場合には自爆をします。

細胞にはそういう自己修復・自爆システムが備わっていますが、そのシステムを管理しているのがp53遺伝子です。

他にもp53と似た機能をもつ遺伝子も多数ありますが、p53遺伝子変異が最多です。

このように、細胞内でp53たんぱく質が増えると、細胞の分裂が止まったり自爆したりするため、p53たんぱく質が増え過ぎないよう、p53遺伝子は自分に制御をかける働きもあわせ持っています。

p53遺伝子によってp53たんぱく質がたくさんつくられると、その一部がＤＮＡ上のプロモーターという領域にある受容体と結合し、ＭＤＭ２というたんぱく質をつくって増やします。ＭＤＭ２はゲームのパックマンのように、役目を終えたp53たんぱく質をパクパクと食べて分解します。

つまり、

細胞の遺伝子に傷がつく→p53たんぱく質が増える→ほかのがんブレーキ遺伝子のスイッ

チ・オン→細胞分裂停止→MDM2が増える→p53たんぱく質を食べて掃除

p53遺伝子は自分以外の遺伝子に傷がつくと、細胞分裂を制御し、がん化を防ぎます。

「死ぬがん」ができるメカニズム

前の項目でみたように、正常な細胞は正常なp53遺伝子を持っていて、正常なp53たんぱく質がつくられ、それが細胞増殖のブレーキ機能のトリガーとして働きます。

ところが、正常な細胞が発がん物質などによって曝されたときに、2万種類ある遺伝子の中でたまたまp53遺伝子に傷がついてしまうことがあります。

まるでロシアンルーレットに当たったように、偶然、p53がんブレーキ遺伝子に傷がついてしまうわけです。

傷つき異常となったp53遺伝子は、正常なp53たんぱく質をつくることができなくなります。遺伝子変異により、それが規定するアミノ酸が置換され、たんぱく質の立体構造が変わってしまうのです。

形が変わってしまった異常なp53たんぱく質では、DNAプロモーター領域や他のたんぱく質に結合することができません。

そのため、細胞分裂を止め、傷ついた遺伝子を修復することも、自爆することもできなくなります。

また、プロモーターの受容体にも結合できなくなるため、p53たんぱく質を食べてくれるMDM2もつくれなくなり、異常なp53たんぱく質が細胞内に増え続けることになります。

すると、ほかの遺伝子に突然変異を生じてもこれを修復できないため、次々と異常が累積し、最終的に、タチ（質）の悪いがんとなってしまいます。

さらに、困ったことに、変異したp53たんぱく質は別のたんぱく質やDNAプロモーター領域と結合して、がん細胞を増殖させることもわかってきています。

つまり、p53遺伝子は「がんブレーキ遺伝子」から「がんアクセル遺伝子」へと豹変して、非常に厄介な存在となるのです。

これが、p53遺伝子が傷つくことによって「死ぬがん」ができる基本的なメカニズムです。

おさらいをすると、p53遺伝子に傷がつくと、単にがんを発症するだけでなく、p53遺伝子に傷のないがんと比べて再発や転移をしやすいタチの悪いがんとなり、その結果、患者さんの死亡リスクも格段に上がります。

したがって、「プロローグ」でもお伝えしたように、

「**p53遺伝子を制すれば、がんを制する**」

こういってもいいでしょう。

「死ぬがん」を見分ける方法

「死ぬがん」を見分けるために様々な研究が成されていますが、いまだ絶対的な方法はありません。そんな中、22ページ図にもあるように、p53の免疫組織染色はp53遺伝子の重要な箇所に変異があると陽性となり、患者さんの再発・死亡リスクを一定程度予測できます。

しかも、多くのがん種でp53遺伝子の変異はみられ、その頻度もがんの半分前後であることが知られています。さらに、p53の免疫組織染色は低コストで感度・特異度が高く、病院病理部がある医療機関であれば簡単にできる検査として注目です。

患者さんの手術で得られたがん組織検体を薄層包理して、p53たんぱく質に対する抗体で染め、顕微鏡下で観察します。

p53遺伝子の中でもその産物であるp53たんぱく質の中心部など重要な部分に異常を来すと立体構造に変化を来します。

そのことで分解されにくくなるため、細胞内にp53たんぱく質が蓄積し、免疫組織染色して顕微鏡下で観察すると、茶色に染まったがん細胞を観察することができるのです。

p53遺伝子の重要な部分が傷ついて立体構造に変化を来した異常なp53たんぱく質は「がんアクセル」としても働きます。

ブレーキとアクセルが同時に壊れた車は暴走するように、p53が免疫組織染色検査で茶色く染まる場合、がん細胞も手が付けられないように暴れてしまうので「死ぬがん」に発展しやすいのです。

一方、p53遺伝子が傷ついても辺縁部であまり重要な場所でなければ分解されるので、がん細胞内に蓄積することはありませんし、「がんアクセル」として働くこともありません。

ですから、p53遺伝子が傷ついているからといって「死ぬがん」になるわけではなく、その中心部に傷がついて、免疫染色でがん細胞が茶色く染まるような場合に「死ぬがん」である確率が高まるのです。

また、腫瘍マーカー検査によってもわかります。

体内にがんが発生すると通常はほとんどみられない、そのがんに特有の物質がつくられ、血液や尿の中にあらわれてきます。これを腫瘍マーカーといいます。

臨床現場では、血液中や尿中の腫瘍マーカーの濃度を測定することで、がんが再発したかどうかを推定します。

腫瘍マーカーにはさまざまな種類がありますが、その中の1つにp53たんぱく質に対する抗体があります。

正常なp53たんぱく質に対して免疫細胞は抗体をつくりません。一方、p53遺伝子の変異によってそのたんぱく質の立体構造に変化をきたすと、免疫細胞は「あ、これは異物だ」と判断して抗体をつくります。

つまり、免疫細胞がp53を異物、あるいは新しい抗原として認識し、免疫反応を起こしているということです。

私たち研究チームは、前述の病理検査で細胞内のp53たんぱく質が茶色に染まる程度が強ければ強い程、血液検査で抗p53抗体が検知される傾向にあることを確認しました。[7]

そして、p53遺伝子の中心部など重要な部分、すなわち免疫組織染色でp53が陽性になるがん患者さんでは、がんの再発・死亡率が高くなります。

p53遺伝子以外のがんブレーキ遺伝子やそのほかの遺伝子に傷がついても、治りにくいがんになることはあります。

ですから、「p53遺伝子に傷がなければ治る」とは言えませんが、基本的には治りやすいがんに分類されます。

「絶対に治る・治らない」とはっきり白黒つけられるのなら、スクリーニング検査でがんがみつかっても、「あなたは様子をみていいですよ」「あなたは手術をしたほうがいいですよ」と断言できるのですが、今のところ、残念ながらそこまでクリアに分けられるわけではありません。

ですが、「治りやすい・治りにくい」といえるぐらいには分けることができます。

第3章　がんとビタミンDの関係

――Dは「死ぬがん」ほどよく効く

ビタミンDは第6のがん治療となり得るか？

第2章でがんについてみてきました。

簡単におさらいをすると、がんには、分裂・成長が速く「治らないがん」、言い換えれば「死ぬがん」と、分裂・成長が遅く「治るがん」、「死なないがん」とがあります。

そして、2つを分かち得る最も頻度の高い要因はp53遺伝子の変異です。

特にp53たんぱく質の中心部など重要な箇所の立体構造が崩れるような遺伝子変異を来すと、がん抑制遺伝子としてのブレーキ機能を失うだけではなく、がん細胞内に蓄積した異常p53たんぱく質ががん遺伝子としてアクセルを踏みっぱなしの状態となります。

車にたとえればブレーキとアクセルが同時に壊れるようなものですから暴走します。その結果、分裂・成長が速く「治らないがん」、言い換えれば「死ぬがん」になってしまうのです。

「死なないがん」は手術などで治るので心配には及びません。

問題は「死ぬがん」をどう予防し、治療するか、です。

もちろん、世界中の研究者や製薬メーカーが、そうした進行がんを治療する薬の開発を進めています。

たとえば、日本の小野薬品工業とアメリカのブリストル・マイヤーズスクイブとが共同開発し、２０１４年に世界初の免疫チェックポイント阻害薬として承認され、話題となった「オプジーボ」（ニボルマブ）はその1つ。

それまで、有効な治療がなかった進行がんの末期の患者さんに対して、有効性が示され、第４のがん治療として大いに期待されています。

進行肺がん（ステージ３Ｂ～４）の患者さんに投与され、当時の標準治療では6か月の余命だったところを、３か月延ばす、言い換えれば投与開始後9か月先まで生きることができました。[1]

しかし、その一方で、心配されているのが高額な治療費です。

承認された当初は、悪性の皮膚がん（悪性黒色腫＝メラノーマ）患者さんだけが対象で、このがんは特に日本人には少ないこともあり、薬代だけで年間約３８００万円もかかりました。

その後、非小細胞肺がんや腎細胞がん、ホジキンリンパ腫、頭頸部がんなどに適用拡大されたことで、薬価（病院で処方される薬の公定価格のこと）も引き下げられ、現在では年間９００万円ほどになっています。

こうした高額な医療費については「高額療養費制度」が適用されるため、患者さんが実際に負担するのは年収にもよりますが、月数万円から最大25万円で済みます。

それでも、まだまだ負担が大きいことにかわりはありません。

３か月の延命のためにこの薬代が高いのか安いのかは個人の家計や価値観によると思います。

しかし、多くの抗体医薬は欧米の巨大製薬企業が牛耳っており、日本の医療費はこういった形で海外に抜き取られているのが現状です。

サプリメントのビタミンDには、このオプジーボ同様、がんの再発・死亡のリスクを下げる可能性があります。

それだけではありません。

ビタミンDは「死なないがん」より、「死ぬがん」に効く可能性が示されました。

このようにいわれても、すぐには信じられないと思います。

ここから、この本の本題、ビタミンDが実際にどれほど「死ぬがん」に効くのか、そしてどのように「死ぬがん」を叩いているのかを、著者独自研究の成果とハーバードによる科学的エビデンスを徹底解説していきます。

ビタミンDの抗がん効果を検証する「アマテラス試験」をスタート！

第1章でお話をしたように、2007年のホリック教授の総説を皮切りに、世界の名だたる医学雑誌に「ビタミンDががんに有効である」可能性を示唆する論文が次々と掲載されているのを目にしました。

そこで、慈恵医大の大腸がんの患者さんのデータでも同様の結果を得られ、ビタミンDサプリは副作用のない抗がん剤になり得るかもしれないと直感しました。

しかし、これらの研究は観察研究と呼ばれるもので、再発・死亡する重度のがん患者さんは屋内にこもりがちで陽に当たることがあまりなく、その結果、血中のビタミンＤレベルが低いのかもしれません。

逆に、再発・死亡しないがん患者さんは比較的元気なので、ランニングやゴルフなど屋外で活動する元気があり、その結果、血中のビタミンＤレベルが高いのかもしれません。

ビタミンＤサプリが本当にがんの再発・死亡のリスクを減らす効果があるのか？　これは「卵が先か鶏が先か」と同様に「がんが先かビタミンＤ欠乏が先か」ということです。

この問いに答えるには、製薬会社が薬を市場に出す前に最後に実施する二重盲検ランダム化プラセボ比較臨床試験で検証する必要があります。

しかし、ビタミンＤサプリは薬ではなく食品に分類されるため、特許を取得することができません。そのため製薬会社は一切興味を示しません。

治験には数十億かそれ以上が必要ですから、市販されたあとに薬価がついて、さらに10年など独占的に販売できる権利を得るなど、治験を含む開発費用を十分回収できる算段がつかなければ製薬会社は薬を開発しません。

そのため、私のようなアカデミアが研究費をかき集めて数百万規模でやるしかないのです。

２００９年に研究計画書をつくり、２０１０年１月から臨床試験をスタートしました。

プロジェクト名は「アマテラス試験」です。「天照大御神」が天岩戸《あまのいわと》にお隠れになると世が闇に包まれことから太陽神であることがわかります。太陽に当たることでビタミンDは作られます。

この臨床試験は日本発です。「ア」からはじまると覚えやすい。以上より「アマテラス試験」と命名しました。研究は、エビデンス（科学的根拠）レベルの最も高い「二重盲検ランダム化プラセボ比較臨床試験」で行うことにしました。

ビタミンD入りのカプセルと見た目も味も同じカプセルだが、ビタミンDの入っていないプラセボ（偽サプリ）・カプセルをカプセル会社に製造してもらいました。試験用のサプリメントを渡す医師も、それを内服する患者さんもどちらを内服しているかわからないようにすることで、データにバイアスが混入することを防ぐことができます。

しかし、プラセボを使った二重盲検法であっても、完璧ということはありません。薬に特徴的な副作用がある、たとえば高アルドステロン薬であれば血清カリウム値が上昇するので主治医はこれが実薬群であることに気付くでしょう。

一方、ビタミンAの場合、尿がオレンジ色に変わるので、今度は被検者が実薬群であることに気付くかもしれません。

しかし、適切な量のビタミンDサプリを内服するのであれば、高カルシウム血症になることも尿が濁ることもないので、症状や兆候からどちらの群に振り分けられたか、医師も患者さんも推理することはできません。

しかも、アウトカムは「頭痛」といった主観的なものではなく、「再発・死亡」という客観的なものでバイアスは入りにくい。

したがって、ビタミンＤサプリの有効性がこの試験で証明されればバイアスが混入する可能性が極めて低いので、世界のがん治療のガイドラインが変わり得るでしょう。

また、試験参加者をランダムにビタミンＤ群とプラセボ群に分けることで、比較する両群間で年齢、性別、がんのステージなどカルテに記載されている情報だけではなく、遺伝的素因や食生活、運動習慣などカルテには記載の無い情報まで均等に振り分けることができます。

逆に、ビタミンＤサプリを摂るかプラセボを摂るかで、両群間に再発・死亡率に差が出れば、「ビタミンＤサプリががん患者さんの再発・死亡率を減ずることができる」と結論することができます。これに対して、異論を挟む余地はありません。

医師にとっての頂点。米医学界トップ・ジャーナルに論文が載るまで

２０１９年元日の朝、アメリカ医師会誌（ＪＡＭＡ）の編集長から一通のメールが届きました。私たちが10年かけて仕上げた研究論文「消化管癌（食道癌、胃癌、大腸癌）患者に対するビタミンＤサプリの再発抑制効果：アマテラス試験」に対する返信でした。

論文を投稿すると箸にも棒にも掛からなければ3日以内、編集委員会でボツになれば1週間、査読にまわれば1~2か月で返却されます。しかし、JAMAのようなトップ・ジャーナルであれば、95%以上が落選します。

メール内容はこうでした。

手術後5年でビタミンD群では77%が再発なく生存しているが、プラセボ群では69%でした。この8%の差は、補正という特殊な統計手法を用いるとビタミンDが患者再発率を抑えるのに有効と結論できます。しかし、補正しないと有効とは言えません。補正すると有効だったと結果の一部として述べてもよいが、最終結論からははずしていただきたい。

この試験ではランダムにビタミンD群かプラセボ群に振り分けているので、比較する2群間で男女比やがんのステージなど諸々の因子は均等に分布するはずです。

しかし、年齢がビタミンD群で高くなってしまったのです。これは偶然の結果と考えられます。しかし、年齢が高いほうが再発・死亡率が高かったので、結論をゆがめてしまっている可能性も否めません。

私がハーバード公衆衛生大学院に在学中、このような場合、「多変量解析で補正する」のが定石と習いました。年齢で補正するとどうでしょう。有意差をもってビタミンDサプリががん患者さんの再発・死亡を抑えるのに有効という結論を導けたのです。

しかし、「補正する」ことは研究計画書に明記されていませんでした。あくまで結論は研究計画書にある統計解析方法で実施した結果のみを示すべきです。

結局のところ、主解析で有意差がつかなかったからといって有意差がつくまでいろいろな解析を試みるのはダメということです。

――私は同意しました。

１月11日、副編集長から「６人の専門家と私のコメントに２週間以内に回答せよ」というメールが返ってきました。コメントは２００にも及び、文言の修正から高度な追加解析まで含まれます。

しかも、「これに回答したからといって論文が受理される保証はない」とまで書かれていました。英文のネイティブ・チェックを入れることを考えると実質１週間で回答しなくてはなりません。その後も編集委員とのやりとりが続きました。

合計で３３０のコメントのやりとりがありました。

私は今まで２００編以上の論文を有名英文医学雑誌に発表してきた経験があります。

そのため、私のＨインデックスは55、他の英文医学雑誌に私の書いた論文が55回以上引用された論文が55編以上あるということです。

生命科学分野においては25～30が研究者として優れた業績の目安とされることがあります。

また、ノーベル物理学賞受賞者の平均値は40程度と言われています。

普通は専門家2〜3人の合計20程度のコメントに1〜2か月の間に回答すればよかったのですが、このような経験ははじめてでした。

文言の修正にもポリシーを感じました。ＪＡＭＡランゲージを使えというのです。たとえば
「Cancer patients」ではなく「Patients with cancer」という表現を使えという指示がありました。

私はコメントの行間に「医師は〝がんという病気〟を観るのではなく、〝病める人〟を診るのだ」という気概を感じました。その後もやり取りを続けましたが、アメリカ医師会の頂点にある医学研究者7人らと熱い議論を交わせたことは、またとない好機でありました。

通常査読者が誰だか分らないシステムになっていますが、母校ハーバード公衆衛生大学院のジュビナッチ教授だけは実名を明かしてくれました。

私はこのエクサイティングな2週間を過ごす中、夢を見ました。

ドラフト会議に名前すら上がらなかった高校球児（私）が巨人軍の宮崎キャンプに行って「入団させてください」とお願いします。コーチが「今から千本ノックをやるから一球も落球せずに1塁に送球できたら入団を考えてやってもよい」というのです。

およそ1か月間、私のアドレナリンは上がりっぱなしでした。しかし、疫学の神様たちと会話した気持ちで、人生の中で最も輝いた瞬間かもしれません。非常に勉強になりました。

２０１９年4月9日、ついに私たちの研究論文がアリカ医師会雑誌（ＪＡＭＡ）に掲載され

ました[2]。

「ニューイングランド・ジャーナル・オブ・メディスン（ＮＥＪＭ）」、「ランセット（ＬＡＮＣＥＴ）」、「ブリティッシュ・メディカル・ジャーナル（ＢＭＪ）」と併せて世界4大医学雑誌と呼ばれ、この雑誌に論文が載るということは、しかも研究の発案からまとめまでを責任者として実施しきったとすれば、医学研究者としてたいそう栄誉あることなのです。アスリートであればオリンピックでメダルをとるようなものです。

驚いたことにハーバード大の論文「転移性大腸癌に対するビタミンＤの効果（サンシャイン試験）」と同時掲載です[3]。

「ビタミンＤは患者さんのがん進行を遅らせる傾向にあったが有意差を検知できなかった。しかし、諸々の因子で補正すると統計学的に有意差を認めた」とし、私たちの試験結果と酷似していました。

地球の裏側で類似試験が同時進行していたことになります。ＪＡＭＡ編集部としても、「この研究結果は間違いない」と感じたことでしょう。

そのとき、ハーバード大公衆衛生大学院を卒業して19年、やっと第2の母校の研究チームと肩を並べて競えるようになり、感無量でした。

ＪＡＭＡに載ったとはいえ、もう少し試験対象人数を増やしていたら統計学的に有意な差を検知できたかもしれません。諦めきれなかった私は、アマテラス試験の臨床データをあらゆる角度から徹底的に解析し直しました。

その結果、ビタミンDは免疫組織染色でp53たんぱく質が茶色く染まる「死ぬがん」に対しては強力に効いていることがわかったのです。

アマテラス試験の内容と結果

417人の食道がん・胃がん・大腸がんの患者さんにご協力いただき、ビタミンDのサプリメントを1日2000IU（＝50マイクログラム）摂取するグループとプラセボを摂取するグループとに3対2の割合で振り分けました。

そして、手術が終わってから内服をはじめてもらい最大8年間にわたって経過をみました。がん患者さんに対する治療効果は通常5年生存率で比較します。

服用開始から5年後の段階を比較したところ、ビタミンD群では77％の患者さんが再発なく元気にされていました。

一方、プラセボ群のほうでは69％の方が再発なく元気にされていました。

つまり、ビタミンDは、がんの再発や死亡を8％防いでいたという結果でした。

これを「ハザード比」（時間要素も加味した相対的な危険度［単位時間あたりのイベント＝死亡の発生リスク］を客観的に比較する方法。AとBを比較した場合、ハザード比が1であれば両者の効果に差はなく、ハザード比1未満で予防効果があることを意味する。また、その数値が小さければ小さいほど予防効果が強いと判断される）でみると、ビタミンD群は0・76で、24％の再発・死亡リスクを抑えていたということになります。

一見、ビタミンDサプリが再発・死亡をしっかり抑制しているように見えます。

しかし、統計解析においてしばしば用いられる有意水準を示す「P値」をみると、P＝0・18。P値は0・05未満であれば有意差ありと判定されるため、惜しいところではありますが、統計学的には「有意な差ではない」と判定されました。

このように、結果を多角的にみると、いいところまではいっているものの「ビタミンDが、消化管がんに対して有効」と結論づけるまでには至りませんでした。

さて、このとき1つ興味深いことがわかりました。

試験を開始してはじめの1年半ぐらいは、ビタミンD群とプラセボ群との間に、再発・死亡率の差はほとんどみられませんでした。

しかし、それを過ぎた頃から少しずつ差があらわれるようになり、2年目ぐらいから目にみえて差が出るようになりました。ビタミンDの服用年数が2年を超えると、再発・死亡の増加率が明らかに鈍くなったのです。

あとの項目でもお話をしますが、海外の研究でも同様の結果が出ており、

「ビタミンDの効果は2年ほど遅れてやってくる」

アマテラス試験でもバイタル試験でも共通して観察された現象です。

第1章の「ビタミンDは目的によって飲み方を変えたほうがより効果的」の項目で、「ビタミンDの慢性的な疾患の予防効果は服用から2年ぐらいするとあらわれる」といいましたが、がんでも同様です。

［コラム］エビデンスにもレベルがある

近年、医療において「エビデンスのある・なし」がよくいわれます。実は、ひとくちに「エビデンス」といっても、研究方法などによって信頼性の高さが異なります。

「エビデンス・ピラミッド」といって、医学的エビデンスの質を示す概念もあります。

たとえば、試験管（細胞）レベルやマウスなどを使った動物実験の研究はたくさんあります。しかし、マウスで確認された現象がヒトに当てはまるとは限りません。

ヒトを対象としたコホート研究（ある集団を追跡して病気の発生などの健康状態の変化を調べる研究）などの疫学研究では、さらにレベルがあがります。

その上が、ランダム化比較試験（無作為化比較試験）。これは、研究の対象者を２つ以上のグループにランダムに分け、治療法などの効果を検証すること。

ランダム化によって、検証したい方法以外の要因（たとえば喫煙や飲酒、運動などの生活習慣や病歴など）がバランスよく分かれるため、公平に比較することができます。

たとえば、ビタミンＤの効果を調べる場合、もともとビタミンＤのサプリメントを飲んでいる人たちばかりを対象にしてデータをとっても、本当にビタミンDが効いているのかどうかがよくわかりません。

なぜなら、わざわざサプリメントを購入して飲むような人たちは健康に対するアンテナが高く、喫煙も飲酒もせず適度な運動を心がけて体重も適度に保つなど普段から健康に気を配っている可能性が高く、そのどれが健康にプラスに作用していてもおかしくないからです。

普段、健康に気を使う人も使わない人も、すべてひっくるめてランダムに分けることで、公平性が保たれるようになります。

そのランダム化比較試験の中でも、患者さんまたは治験を行う医師の先入観などによる影響をなくすために、両者ともに振り分けられた薬がわからない状態で治験を行う二重盲検ランダム化比較試験は、「ビタミンDは効くはずだ」という思い込みバイアスを排除できるため、より信頼性が高くなります。

そして、ピラミッドの頂点、もっとも信頼性が高いとされているのが、メタ解析（複数の疫学研究の結果を統合し、ある要因が特定の疾患と関係するかをより高い見地から分析する）。とくに、二重盲検ランダム化比較試験のメタ解析は、もっとも質の高いエビデンスとされます。

ハーバード大学の研究でもアマテラスとほぼ同じ結果に

先に触れたように、私たちの研究チームは、「アマテラス試験」の結果を論文にまとめて２０１９年２月にＪＡＭＡに誌上発表しました[2]。そのとき、ボストンのハーバード大学の研究チームも似たような研究発表（サンシャイン試験）を出してきました[3]。

彼らは、進行大腸がん、つまり転移があるなどして手術ができないステージ４の「死ぬがん」の患者さんを対象に、ビタミンＤのサプリメントを１日４０００ＩＵ（＝１００マイクログラム）服用する群と、１日４００ＩＵ服用する群とに分けて比較を行いました。

アメリカでは特に高齢者に対してビタミンＤの服用を推奨しているためプラセボ群を置くわけにはいかず、１日４００ＩＵという低用量群を置かざるを得なかったのだと思います。

その結果、ビタミンＤを４０００ＩＵ摂取している群では、服用をはじめてからがんで亡くなるまで平均13カ月、４００ＩＵでは11カ月で、ビタミンＤを比較的多い量を摂取することで２か月の延命効果があるという結果となりました。

これもＰ値は０・07で統計学的には有意とはいい切れません。

このように、私たちの研究とハーバードの研究は非常に似た結果となりましたが、どちらも残念ながら統計学的に有意差は出せませんでした。しかし、偶然偏ってしまった因子で補正をすると「有意差あり」となる点でも似ていました。

たとえば、先述の「オプジーボ」も、肺がんの患者さんに対する延命効果は約3カ月です。正直なところ、効果は私たちの研究と似たようなものですが、製薬会社は何千人という患者さんを対象に研究を行っているため統計学的に有意差が出たのだと思います。

ともかく、医薬品のオプジーボとサプリメントのビタミンDとの間で、延命効果にさほど大きな差はないという研究結果が出たのです。

高価なオプジーボに比べれば、ビタミンDのサプリメントはタダみたいなもの。まして、日光をたくさん浴びて体内で合成すれば「タダ」です。さらに副作用もありませんし、医師の処方箋も必要ありません。

それにしても、地球の裏側で同じような研究が同時進行していて、論文が同時掲載になるとは……。

ハーバードでの恩師と突然の再会

その人は突如として現れました。私は反射的に席を立ち、その人を追いかけていました。

「ジョバヌッチ教授、20年前、私はここハーバード公衆衛生大学院の学生で、先生からがん疫学研究の手法を習いました。お蔭様でビタミンDとがんの関係を示す論文をアメリカ医師会誌

（ＪＡＭＡ）に発表することができました。お礼が言いたくて、声をかけさせていただきました」

エドワード・ジョバヌッチ先生はハーバード公衆衛生大学院の教授であり、ビタミンＤとがんの世界的権威でもあります。私は名刺を渡しながら追加解析の結果についてもコメントをいただくべく、午後のアポイントを取り付けたのでした。

毎年、大学院生や医学生数名を連れボストンを訪れることにしています。ハーバード大学巡礼の旅です。若手に最先端の医療を感じてもらいたいからです。

８月初旬、その日はハーバードに留学中の日本人医師の計らいにより生物統計学の授業を聴講し、カフェテリアでミーティングをしていました。その刹那、歳は60代、中肉中背で丸眼鏡をかけた教授が歩いている姿が目に入ったのでした。

実は渡米前、教授に何度かメールを送ってはみたものの全く返事がありませんでした（おそらくはジャンクメールとしてはじかれてしまっていた）。しかし偶然にもこのような機会に恵まれ、不思議な廻り合わせを感じずにはいられません。

夏休み中の大学構内はとても静かです。教授室の窓からは真っ青な空を背景に赤レンガの街並みが遠くに見えていました。

そんな中、たっぷり1時間、教授と一対一で討論できました。メールは便利ですが、心の機微に触れることはできません。私がラップトップパソコンでプレゼンをすると、その図を食い入るように凝視し、重要なデータを指でなぞりながら「素晴らしい」と一言。

２０１０年、ビタミンＤサプリメントがインフルエンザ予防に有効という論文を発表したときから教授は私の研究をウォッチしていたといいます。そして最後に教授は私に笑顔で質問したのです。

「What's next?」

教授らは２０２４年1月、医学界のトップ・ジャーナルである『ＮＥＪＭ』にビタミンＤとがんの研究成果を発表していました。かの有名なバイタル試験です。健康な2万５０００人を対象にビタミンＤサプリメントを摂取する群とプラセボ（偽サプリ）の群にランダムに振り分け、６年近く観察したものです。

その結果、ビタミンＤを摂取してもがんの発症は予防できなかったが、その2年以上の長期摂取においてはがんで亡くなる4人に1人を救うことができていたのでした。しかし、教授を含む著者らは「次の研究で証明する必要がある」とあくまで謙虚です。

あの日、教授と話したことで、ビタミンＤを使った次の臨床研究のアイデアが私の頭には浮かんでいました。思い返せば私たちがビタミンＤとがんに関する研究を開始したのは10年以上前のことです。その時には予想もしなかった道が私の目の前に広がっていました。

ビタミンDの抗がん作用は2年目からあらわれる

以下プロローグで触れた内容と重複します。

私たちがアマテラス試験の結果をJAMAに発表する3か月前の2019年1月、タッチの差で、ジュビナッチ教授を含む別のハーバードの研究チームによって、アマテラス試験の続行をさらに後押しする研究発表が「NEJM」にありました。[4]

プロローグでも触れましたが、彼らはまだがんを発症していない健康な2万5871人を対象に二重盲検ランダム化プラセボ比較試験を行い、ビタミンDサプリ摂取によりがんの発症を予防できるか検証しました。これは「バイタル試験」と命名されています。アマテラス試験やサンシャイン試験ではがんの再発や進展を予防するいわゆる二次予防と呼ばれるものでした。

一方、バイタル試験は健常人のがん発症を予防するので一次予防に該当します。ビタミンDサプリの用量はアマテラス試験と同じ2000IU（＝50マイクログラム）連日内服でした。

次表をご覧いただければわかるように、結果はとても興味深いものです。

まず、がん全体（がんの種類やその性質に関係なくすべてのがんをひっくるめて）の発症リスクを抑える効果については、ビタミンD群で発症した人793に対してプラセボ群824と、わずかにビタミンD群のほうが少ないものの、統計的に有意な差ではありませんでした。

	ビタミンD群 12,927人	プラセボ群 12,944人	ハザード比（95%信頼区間）
がんの発症			
がん種全て	793	824	0.96 (0.88-1.06)
乳がん	124	122	1.02 (0.79-1.31)
前立腺がん	192	219	0.88 (0.72-1.07)
大腸がん	51	47	1.09 (0.67-1.02)
死亡			
がんによる死亡	154	187	0.83 (0.67-1.02)
全ての原因による死亡	485	493	0.99 (0.87-1.12)
2年以内の発生は除外			
がんによる死亡	112	149	0.75 (0.59-0.96)
心筋梗塞・脳卒中による死亡	274	296	0.93 (0.79-1.09)
全ての原因による死亡	368	384	0.96 (0.84-1.11)

また、がんによって死亡した人数についてもビタミンＤ群１５４人、プラセボ群１８７人で、ビタミンＤの方がプラセボより13％多く防いでいますが、これもギリギリ有意差はありませんでした。

しかし、注目すべきはここからです。

彼らはサプリメントを開始してから最初の２年間に亡くなったがん患者さんはノーカウントにして再検証を行っています。

要するに、25ビタミンＤの血中濃度がある程度上がっても、死ぬがん発症抑制効果は遅れてやってくるだろうと考えたのです。

すると、内服を始めてから２年目以降、ビタミンＤ群ではがんによる死亡者が１１２人、対してプラセボ群は１４９人、比較をするとビタミンＤはプラセボ群より25％多くがん死亡リスクを下げていて、この結果は統計学的にも有意でした。

つまり、「ビタミンＤサプリ内服で４人に１人のがん死亡リスクを防ぐことができる」ということがわかったのです。

これは、オプジーボよりも高い効果です。オプジーボを使うと確かに延命効果はありますが、がん死自体が４分の３に減ったというわけではありません。

また、ビタミンＤ群はプラセボ群に比べて、高カルシウム血症や尿路結石などの副作用が増えたなどということはありませんでした。

一方、オプジーボでは、疲労、吐き気、甲状腺機能低下症、腎機能異常、無力症などの副作用が報告されています。

このように、私たちの研究も含めて「ビタミンDサプリメントは安全にがん死を予防できる」という可能性を示唆するエビデンスが、２０１９年頃から一気に出てきたのです。

「ビタミンDは死ぬがんの発症を予防する」ことをハーバード大が突き止めた

さらに、ハーバード大学のチームは、極めて重要な追加発表をＪＡＭＡ関連雑誌（ＪＡＭＡ ＮＯ）に行っています[5]。

研究データを入念に検討した結果、がん全体つまり「死なないがん」も「死ぬがん」もひっくるめてみてみると、ビタミンＤサプリはがんの発症を予防できていないが、「死ぬがん」だけをみるとその発症を予防できることがわかった、というのです。

「死なないがん」は発症しても、適切な治療により死なないのでさほど心配はありません。もちろん健康であるに越したことはありませんが……。

しかし、「死ぬがん」の発症を予防できるとなったら、これは素晴らしい。そういうデータを、ハーバード大学の研究チームは出してきたのです。

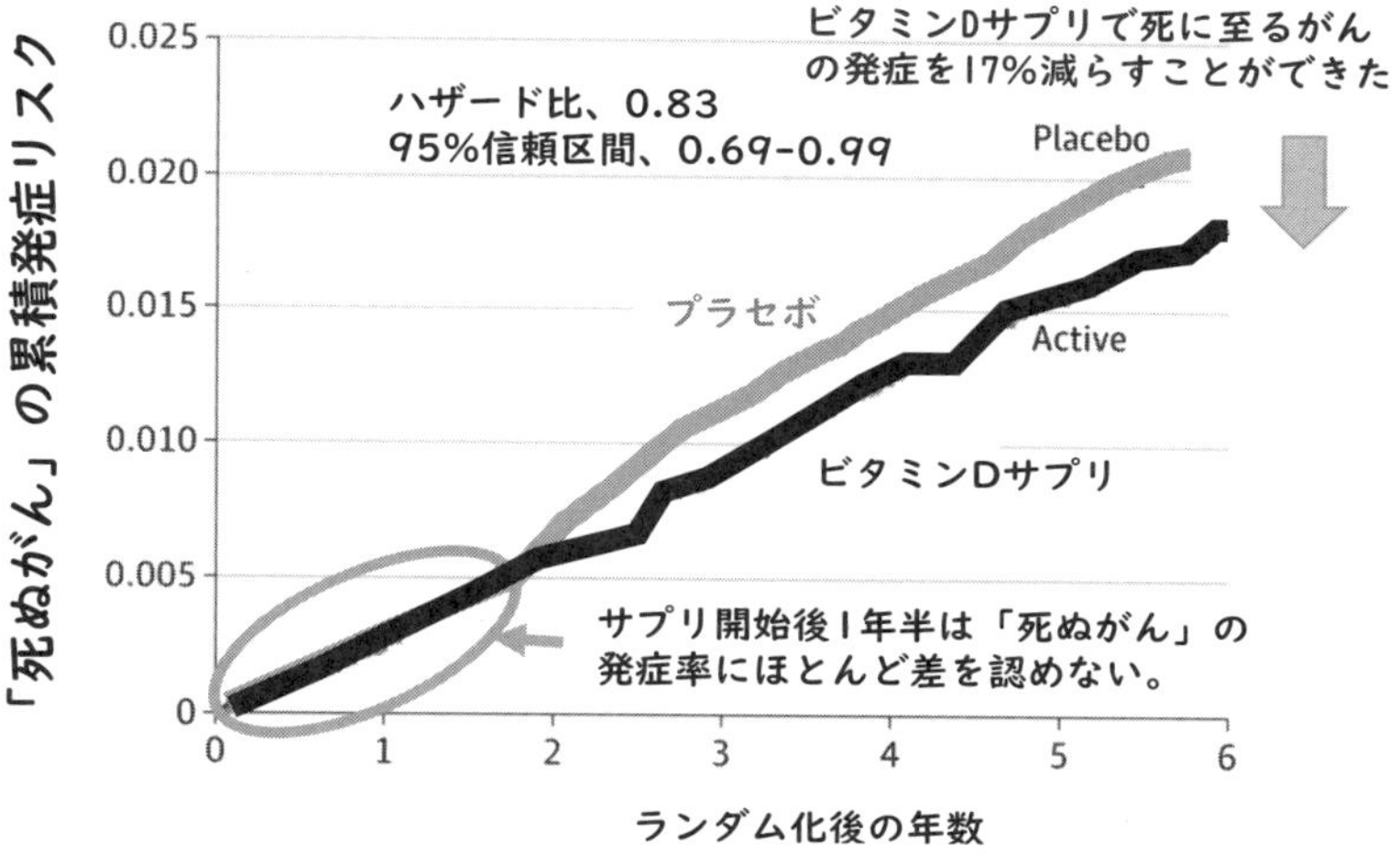

その根拠について、ハーバードのチームの示したグラフを参照しながら話します。

上図は、ビタミンＤまたはプラセボの内服をはじめてからがんを発症した人のうち、がんを発症してさらに遠隔転移を来す（遠隔転移を来すとステージ４に分類され、残念ながらほとんどの方がいずれ死亡します）か死亡した場合のみをカウントしました。

逆に、がんを発症しても転移したり死亡したりしなかったがんの発症はカウントしていません。つまり、「死ぬがん（＋がん転移）」と判明した人だけにターゲットを絞り、あらためてその発症率をグラフ化したもの。

グラフは横軸がビタミンＤサプリかプラセボにランダム化した後の年数で、縦軸が「死ぬがん」の累積発症リスクです。「死ぬがん」が発症する度にグラフは上昇します。右肩上がりのスピードが速ければ速いほど「死ぬがん」の発症リスクが高くなることをあらわしています。

ビタミンDとプラセボとの死亡率は、試験開始から1年半あたりまでは差がみられません。1年半というのは、前の項目でお伝えしたように、ビタミンDの血中濃度ががんに対して有効に働き出すのに要する時間です。

その期間を過ぎると、時間を追うごとに両者の差は開いていきます。

服用開始から6年の時点で両者を比べると、ビタミンD群はプラセボ群に比べて、死ぬがんの発症リスクをだいたい17％減らすことができています。

つまり、ビタミンDは死ぬがんを予防する効果があるということです。

ビタミンDは悪性度の高い一部のがんの再発・死亡を73％も抑え込む！

「ビタミンDは死ぬがんに効く」

ハーバードのチームによるこの研究発表を受け、私たちはアマテラス試験のデータを今一度見直し、「死ぬがん」にターゲットを絞り、徹底的に解析し直すことにしました。

前のほうの項目で、「死ぬがん」の多くはp53がんブレーキ遺伝子に傷がついており、p53遺

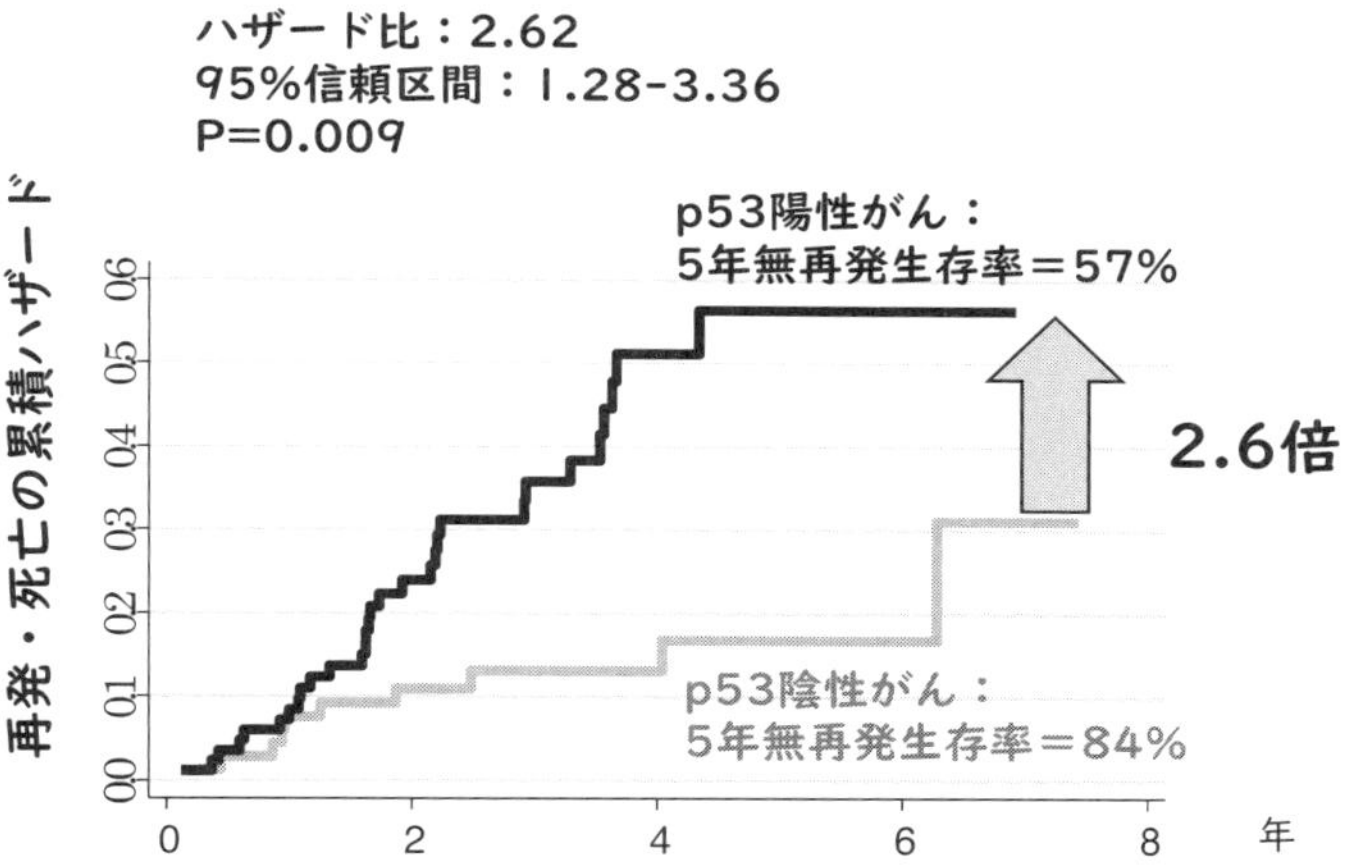

プラセボ群におけるp53陽性がんとp53陰性がんの再発・死亡リスクの比較

伝子に致命的な傷がついているかどうかは、組織検査とがん腫瘍マーカーの検査でわかる、と述べました。

アマテラス試験でプラセボ群に振り分けられた患者さんに絞り、p53陽性がんとp53陰性がんの再発・死亡を比較してみました（上図）。するとやはりp53陽性がん患者さんの再発・死亡率は陰性がん患者さんと比較して圧倒的に高いことがわかります。

今度は、組織検査でp53抗体が茶色く染まった患者さんたちにだけにフォーカスを当て、ビタミンDを投与した群とプラセボ群で再発・死亡率を比較してみました（次ページ図）。アマテラス試験の主解析に対して、サブグループ解析と呼ばれるものです。

やはり最初の1年半ぐらいまでは差はないものの、2年近く経ってくると明らかに差が

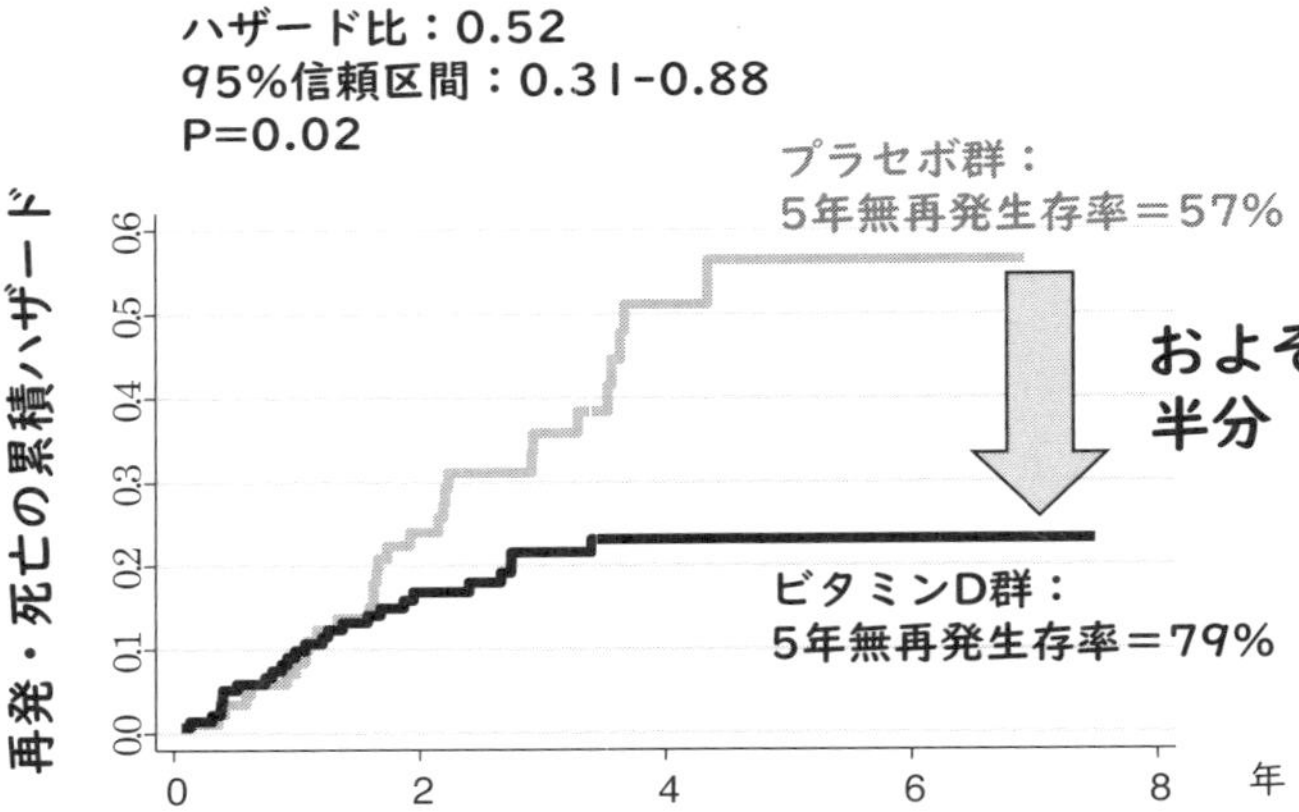

p53陽性がんにおけるビタミンD群とプラセボ群の再発・死亡リスクの比較

つくようになり、観察期間全体のハザード比が0・52とビタミンD群が再発・死亡リスクを半分くらいにまで下げていることがわかりました[6]。

再発・死亡のリスクを半分まで減らすことのできる治療薬などめったにありません。

さらに、p53たんぱくの染色の程度から「全然染まっていない」「ちょっと染まる」「ある程度染まる」「真っ茶色に染まる」の4つのグループに分けました。

そして、真っ茶色に染まったグループで、なおかつ血液検査をしてp53抗体が検知できた患者さんに絞って、再度、ビタミンD群とプラセボ群とを比較検討しました（次ページ図）。

すると、驚いたことにハザード比が0・27。

つまり、**ビタミンDを服用した患者さんで**

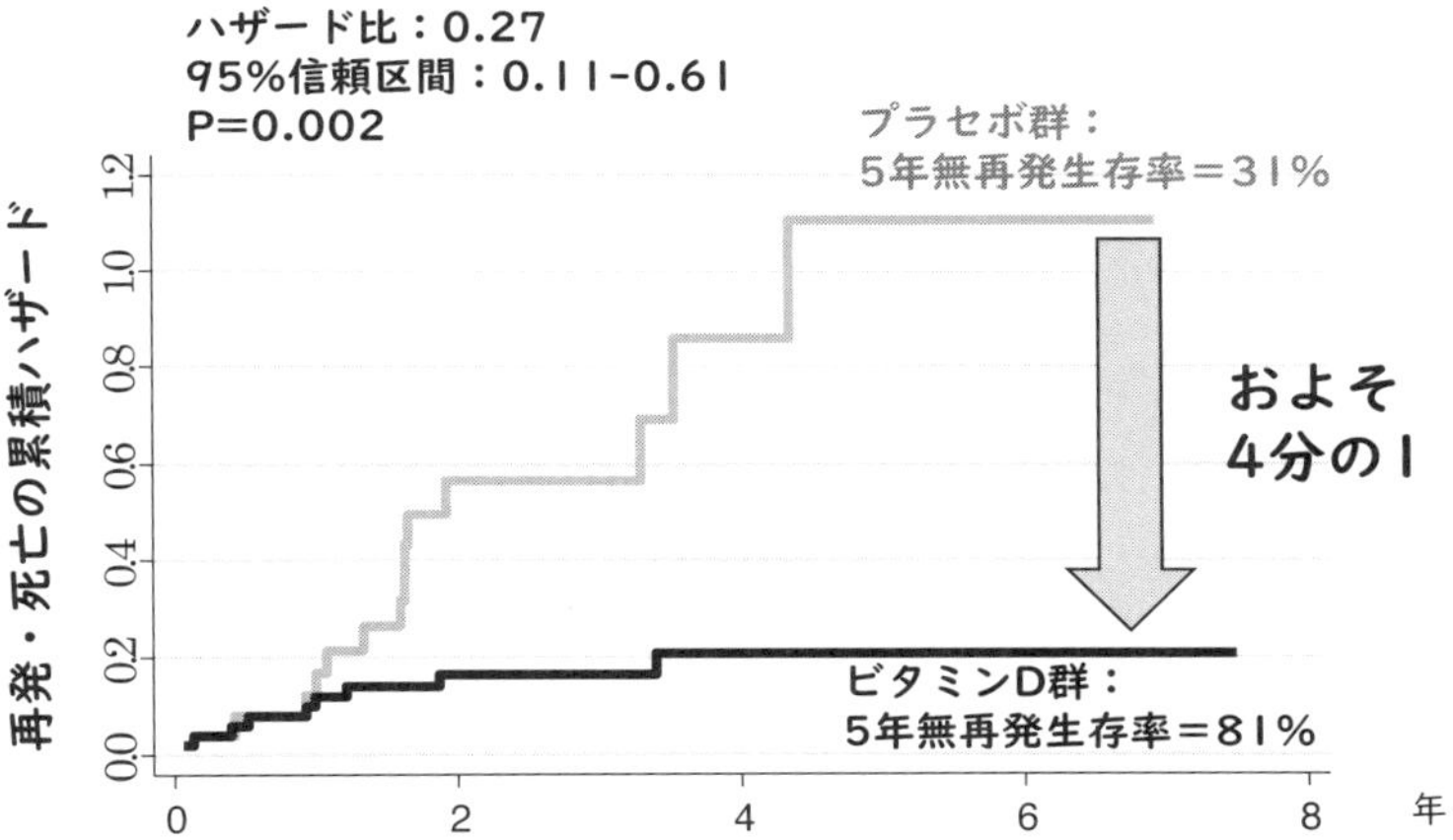

p53陽性がん＋血清抗p53抗体陽性におけるビタミンD群とプラセボ群の再発・死亡リスクの比較

は、がんの再発・死亡リスクが73％も低くなっていた、あるいはおよそ4分の1に減っていたのです[7]。

過去の論文のデータで、これほどの効果が示されているのをみたことがありません。目が醒めるようなきれいな結果が出たのです。

がん全体でみた場合では、ビタミンＤとプラセボで再発・死亡リスクに明確な有意差はなかったことから、ビタミンＤは「死なないがん」より「死ぬがん」に有効であること。

ちなみに、「死なないがん」では手術などの標準治療により治癒して死なないわけですから、その再発・死亡率にあまり影響がみられないのは、当然といえば当然のことといえるかもしれません。

「ビタミンDはがん死を予防する」ことをメタ解析でも実証

「プロローグ」でも述べた内容ですが、大事な部分ですので、ここで改めてお伝えします。

２０２０年３月、新型コロナが世界に蔓延し人々は緊急事態宣言の下、エッセンシャルワーカー以外は自宅待機を余儀なくされていました。特に欧米で新型コロナによる死者数がうなぎ上りで増える中、国境は閉鎖され経済活動もペースダウンせざるを得なかった頃のことです。そんな中の３月25日、ドイツがん研究センターのベン・ショットカー博士から一通のeメールが私宛に届きました。

「浦島先生の研究も含め、世界で実施されたビタミンDサプリを使った二重盲検ランダム化プラセボ比較臨床試験のデータを可能な限り多く集めて国際共同研究とし、ビタミンDサプリのがん患者さんの死亡に対する効果をメタ解析で検証したい。だからデータを拠出してくれないか？」というのです。

私は「コロナ禍という難しい時代にあっても個々人ができることをして人々や社会に貢献したい」というマインドに感銘を受けました。

コロナ禍にあって大勢の命が失われましたが、新型コロナウイルスという共通の敵に対して国境を越えて「ソリダリティ＝連帯」が生まれた瞬間。名前も知らなければ会ったこともない人々がネットで繋がり人類共通の困難、この場合「がん」に立ち向かう。私は二つ返事で協力を申し出ました。

前述したように、エビデンスで最も信頼性が高いのは、二重盲検ランダム化プラセボ比較臨床試験のメタ解析です。これは、エビデンス・ピラミッドの頂点にあり、トランプでいえばスペードのエースのように信頼性において決定的な力を持ちます。

さらに今回のメタ解析には工夫が凝らせてあります。通常のメタ解析は論文の表にあるサマリーの数値を合算するだけですが、今回のものはＩＰＤ－メタ解析といって、研究者から個人を特定できるデータを除外して提供してもらい、試験参加者一人一人のデータを合算します。

そのことで全体だけでなく、元々ビタミンD不足の人たちに有効だが充足している人たちには無効といった解析も可能となります。

データを提供してから3年、研究成果がやっと日の目を見ることになりました。アマテラス試験の結果を含め、世界中からビタミンDとプラセボとを使った二重盲検ランダム化プラセボ比較臨床試験のデータを、何と10万人分集めての成果誌上発表でした[8]。

その結果、「**毎日ビタミンDのサプリメントを摂取していると、がんの種類に関係なく全てのがんの死亡率を12％減じ得る**」ことを証明することができました。

さらに、**がんを発症してから毎日ビタミンDを摂るようになった場合でも、がんの死亡率が11％も下がっていた**のです。がんとわかってからビタミンDをとっても、がん死を防ぐことができるとわかったことは画期的です。

この国際共同研究では、「死なないがん」の患者さんのデータも含まれています。したがって、「死ぬがん」だけに絞れば、さらに高い効果を期待できます。

ともかく、最も信頼性の高いメタ解析によって、ビタミンDのサプリメントでがん死亡率が下がることが証明されたのです。

２０２２年のデータによると、現在、世界中のがんによる死亡者は約１０００万人。もし、その12％もビタミンDのサプリメントを飲むことによって予防できるのだとすれば、単純計算ではありますが年間１２０万人の命を救うことになります。

それはどんなに外科手術の名医であってもできないことです。

まして、手術のできないがん患者さんもいることを考えると、これはどんな名医にも、どんな治療法にもまさるエビデンスだと思います。

「アマテラスの結果はゲーム・チェンジャーになる」

アマテラス試験の事後解析でp53陽性がんの結果をまとめ、２０２０年[6]と２０２３年[7]に論文発表したところ、世界中から大きな反響がありました。

その中でも嬉しかったのは、ビタミンD研究の権威であるホリック教授が論文を査読し、な

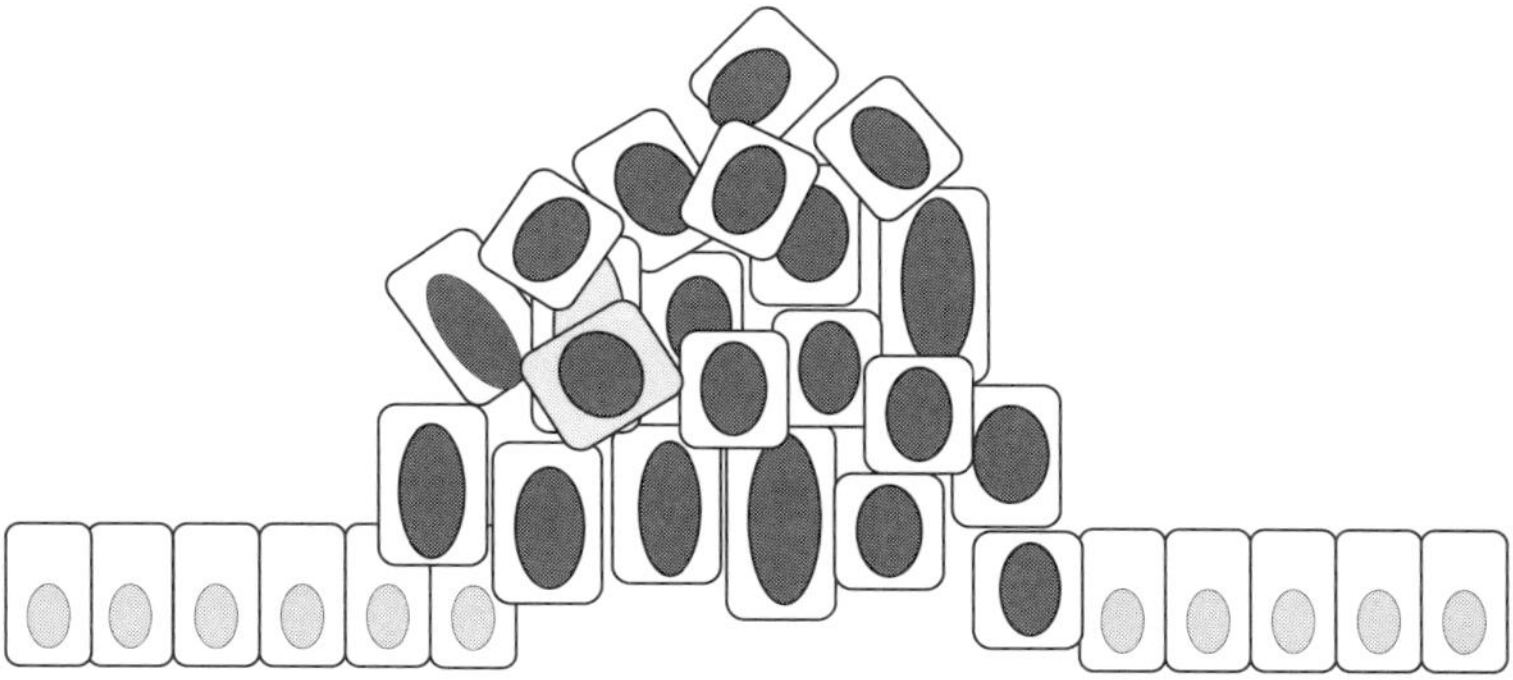

✓ **がん細胞はその核内にビタミンD受容体を大量に発現している。**
✓ **がん細胞の中でもp53陽性がんでビタミンD受容体をより多く発現している。**
✓ **一方正常細胞はほとんど発現していない。**

おかつ、論文にレビューを書いてくださったこと[9]。

教授は、

「アマテラス試験およびp53陽性がんの事後解析の結果は、がん治療のゲーム・チェンジャーになり得る」

と高い評価をしてくださいました。

私がビタミンDの研究をはじめたのは、教授の書かれた総説[10]を読んだことがきっかけです。そのご本人からエールをいただいたのですから、感激もひとしお。

その旨を含め博士にお礼のメールをお送りしたところ、「実は、進行がんに侵されていて、ビタミンDサプリメントを毎日6000IU飲んでいる。君たちの研究には、心底期待しているから頑張ってくれたまえ」という返事がありました。

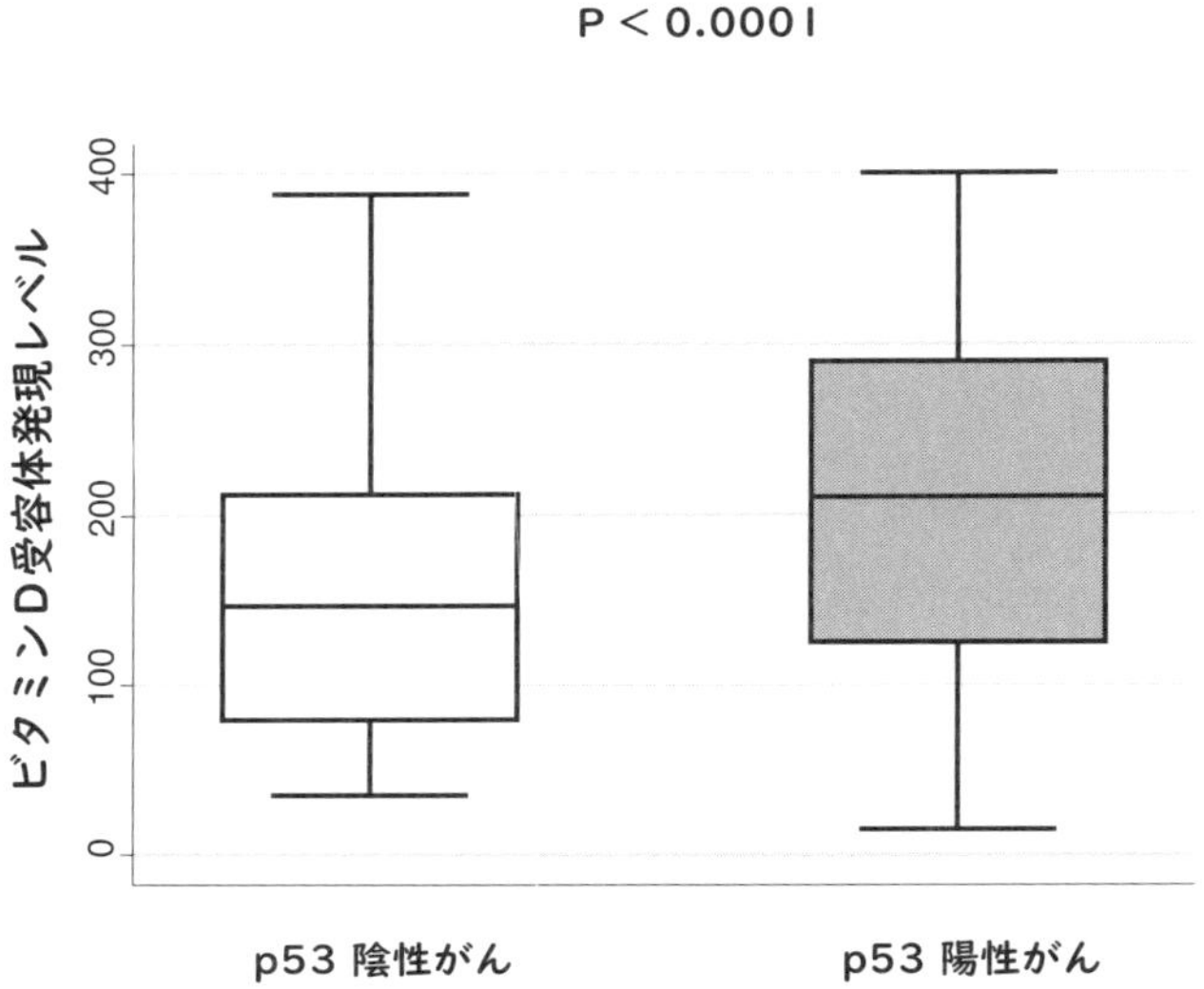

私は胸が熱くなり、「この研究を続けていこう」という気持ちがより一層強くなりました。

それでは、ビタミンDはどのように「死ぬがん」に作用してその死亡率を下げているのでしょうか。そのメカニズムはまだはっきりとは解明されていません。

しかし、大腸の正常な粘膜組織とがんの浸潤する組織とを、それぞれビタミンDの受容体に対する抗体を使って染色し、顕微鏡で観察すると、がん細胞の特に核内だけが茶色く染まります。一方、正常細胞は全くといってよいほど染まりません（前ページ図）。

さらにp53陽性がんのビタミンD受容体の発現レベルは陰性がんと比べて明らかに高いことがわかりました（上図・未発表データ）。

このように細胞ががん化すると核内にビタ

ミンDの受容体が増え、特にp53陽性がんでは顕著です。このことから、ビタミンDががん細胞、特にp53陽性がんの核内でなにかしら重要な役割を演じていることが推定されます。

そこで、私は、アマテラス試験のデータを徹底的に事後解析し、ビタミンDは少なくとも2つのルートから死ぬがんに作用しているとの仮説を立てました。

[ビタミンDの抗がん作用]①
――異常に増えたp53たんぱく質の分解を助ける

プロローグに図を用いて説明してあるので、詳しくはそちらをご覧ください。

まず1つは、壊れたp53遺伝子、厳密にはp53たんぱく質のかわりにビタミンDが働くというものです。

前のほうで、p53遺伝子が変異するとp53たんぱく質の立体構造がかわり、それを食べて処理をする掃除役のMDM2を増やすことができなくなる、と述べました。

動物実験のレベルではありますが、ビタミンDを投与するとMDM2の量が10～11倍に増えるという研究結果があります[11]。

ビタミンDによってMDM2が増えるメカニズムは、おそらく次の通りです。

p53たんぱく質は、DNA上のプロモーター領域にある受容体と結合してMDM2をつくります。

そのプロモーター上にはビタミンDの受容体もあることはすでに証明されています。ビタミンDを投与するとMDM2の量が増えることがわかったわけですから、2つを結びつけると、ビタミンDがプロモーターの受容体に結合するとMDM2が十分つくられるようになり、増え過ぎた異常なp53たんぱく質を分解処理している、と考えることができます。

[ビタミンDの抗がん作用]②
——がんのステルス化を破る

「がんとはどういう病か」の項目でも少しふれましたが、体内にがん細胞ができても、通常は抗がん免疫システムによって攻撃・排除されます。

体内では絶えずがん細胞が発生しますが、その都度、免疫細胞に発見されては駆逐されているのです(次ページ図)。私たちは体内で免疫細胞とがん細胞の攻防が繰り広げられていると は知る由もありません。

しかし、がん細胞も、あの手この手で免疫による攻撃から逃れ、増殖しようとします。がん細胞が免疫の監視から逃れる性質を「免疫逃避機構」といいます。

免疫細胞に気付かれないようにひっそりとがん細胞は増え、やがて腫瘍塊を形成します(1

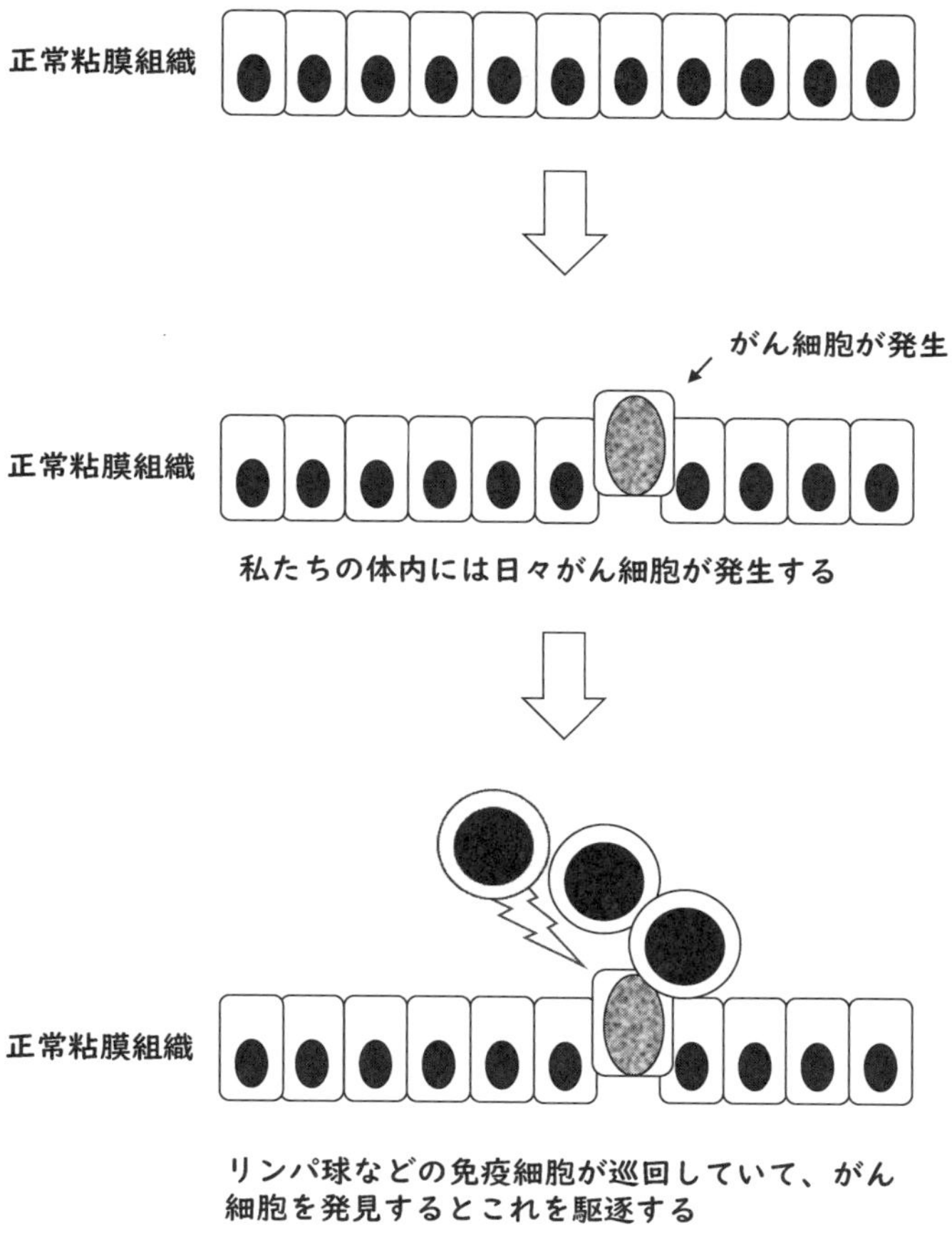
正常粘膜組織
がん細胞が発生
正常粘膜組織
私たちの体内には日々がん細胞が発生する
正常粘膜組織
リンパ球などの免疫細胞が巡回していて、がん細胞を発見するとこれを駆逐する

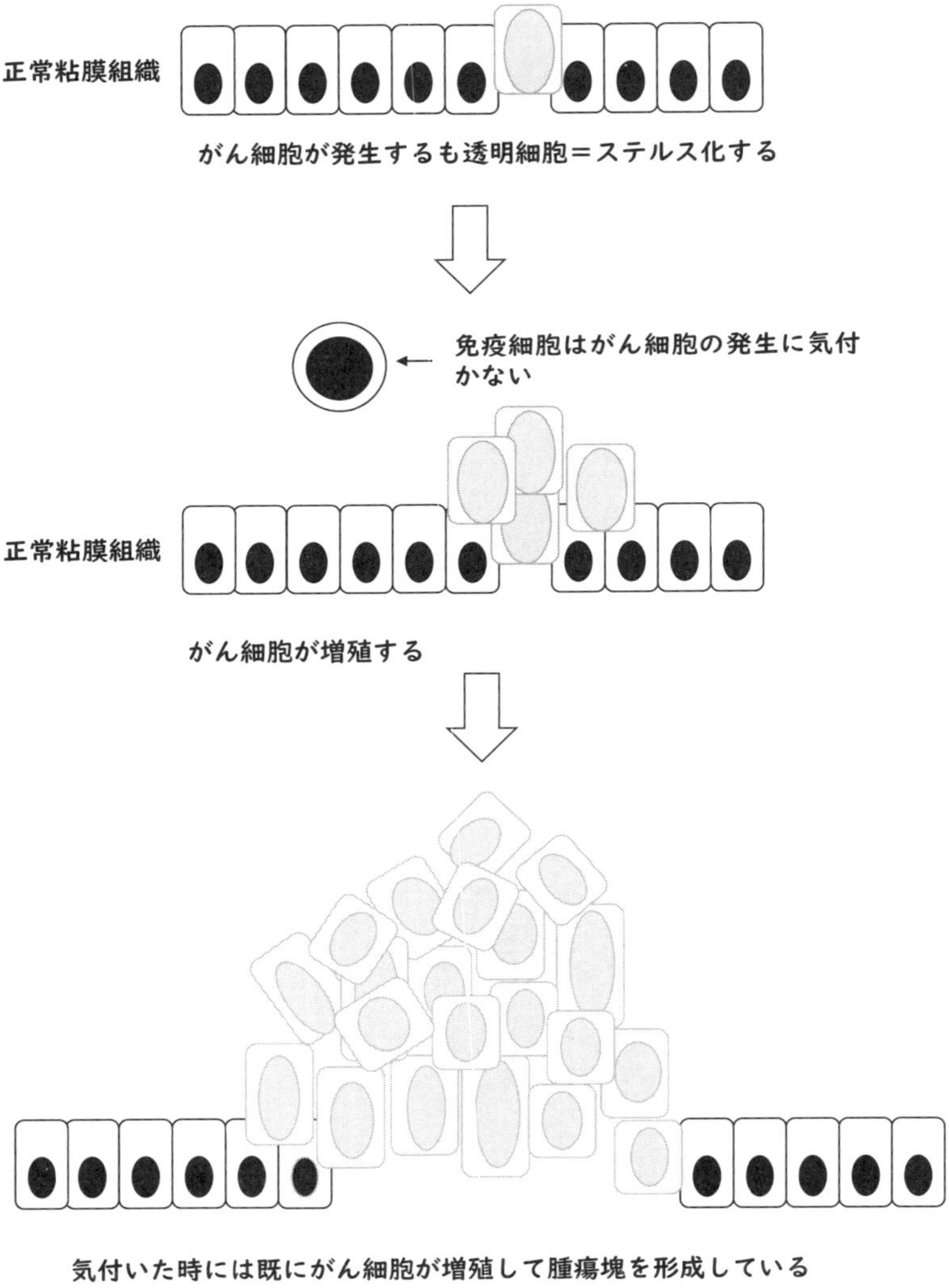
正常粘膜組織
がん細胞が発生するも透明細胞＝ステルス化する
免疫細胞はがん細胞の発生に気付かない
正常粘膜組織
がん細胞が増殖する
気付いた時には既にがん細胞が増殖して腫瘍塊を形成している

７６ページ図)。粘膜から発生したがん細胞は深く根を生やし、やがて臓器の外に顔をだします。また、リンパや血管の流れに乗ってリンパ節や離れた場所にある臓器に転移を起こします。がん発生臓器の中に留まり手術で完全摘出できれば完治も視野に入ってきます。

しかし、がんがみつかったとき既に遠隔転移を起こしていたり、がんを完全に摘出したはずなのに再発してくると残念ながら完治の可能性は極めて低くなります。

がんが免疫をすり抜ける方法は未だ発見されていないものも含めて多数あると思われますが、その中の１つが、免疫細胞にブレーキをかけることです。

私たちの体は、免疫が暴走して正常な細胞が傷つけられたりしないよう、免疫システムにブレーキをかける機能を持っています。

これを「免疫チェックポイント」といいます。仕組みはこうです。

免疫システムの中でも活性化されたＴ細胞の表面には、「攻撃ストップ！」という命令を受けとるための受容体（免疫チェックポイント分子ＰＤ－１）があります。

この受容体から指令が入ってくると、Ｔ細胞の働きは抑えられ、時にアポトーシス（プログラム細胞死）して過剰な免疫反応が起こらないようになっています。

ところが、がん細胞には、まるで鍵と鍵穴のように、Ｔ細胞の受容体にぴったりはまる分子（ＰＤ－Ｌ１）を持つものがいます。

そして、がん細胞の表面に発現された分子ＰＤ－Ｌ１をＴ細胞の受容体ＰＤ－１に結合させ

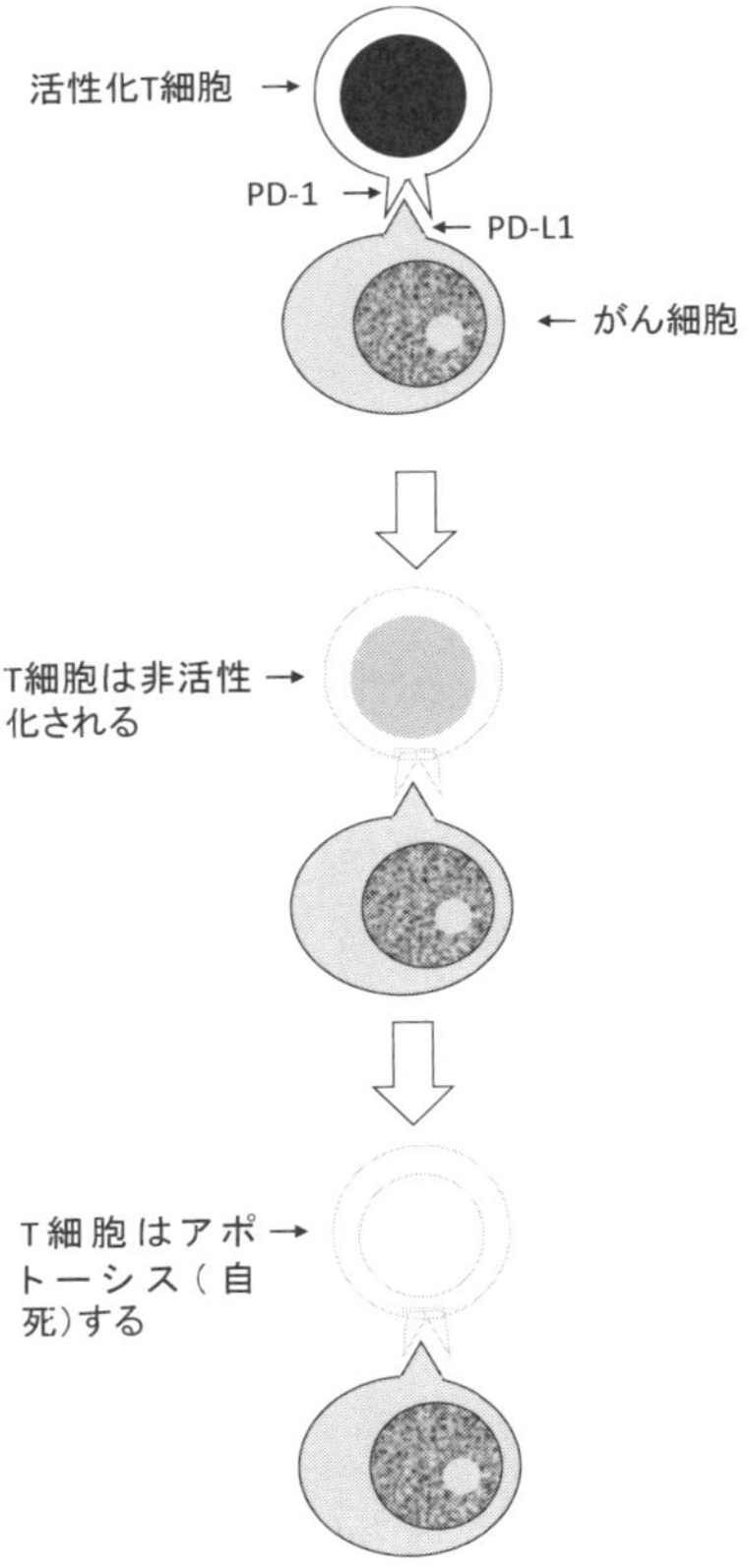

て「攻撃するな」という命令を送り、免疫反応にブレーキをかけ、がん細胞に対する免疫監視機構により排除されるのを回避します（右図）。

　がん細胞がこの分子を出していると、T細胞はせっかく攻撃をしに来たのに、カウンターパンチをくらったような格好になり、がんを攻撃することができなくなってしまうわけです。

　1992年、京都大学の本庶佑《ほんじょたすく》先生が率いる研究チームは免疫細胞であるT細胞の表面に存在する「PD－1」という分子を発見し、PD－1が免疫応答を抑制する役割を持つことを明らかにしました[12]。

この発見が「免疫チェックポイント阻害薬」の開発に繋がり、その結果、多くのがん患者さんの命が救われました。その功績が認められ、２０１８年に本庶先生はノーベル生理学・医学賞を受賞しました。

免疫チェックポイントにくっついてこれをブロックする抗体、例えば抗ＰＤ－１抗体、抗ＰＤ－Ｌ１抗体が薬として開発され、臨床現場で使われています（左図）。

投与すると抗ＰＤ－１抗体は活性化されたＴ細胞に、抗ＰＤ－Ｌ１抗体であればがん細胞に接着し、がん細胞のステルス化、あるいはＴ細胞の非活性化、アポトーシス（プログラムされ

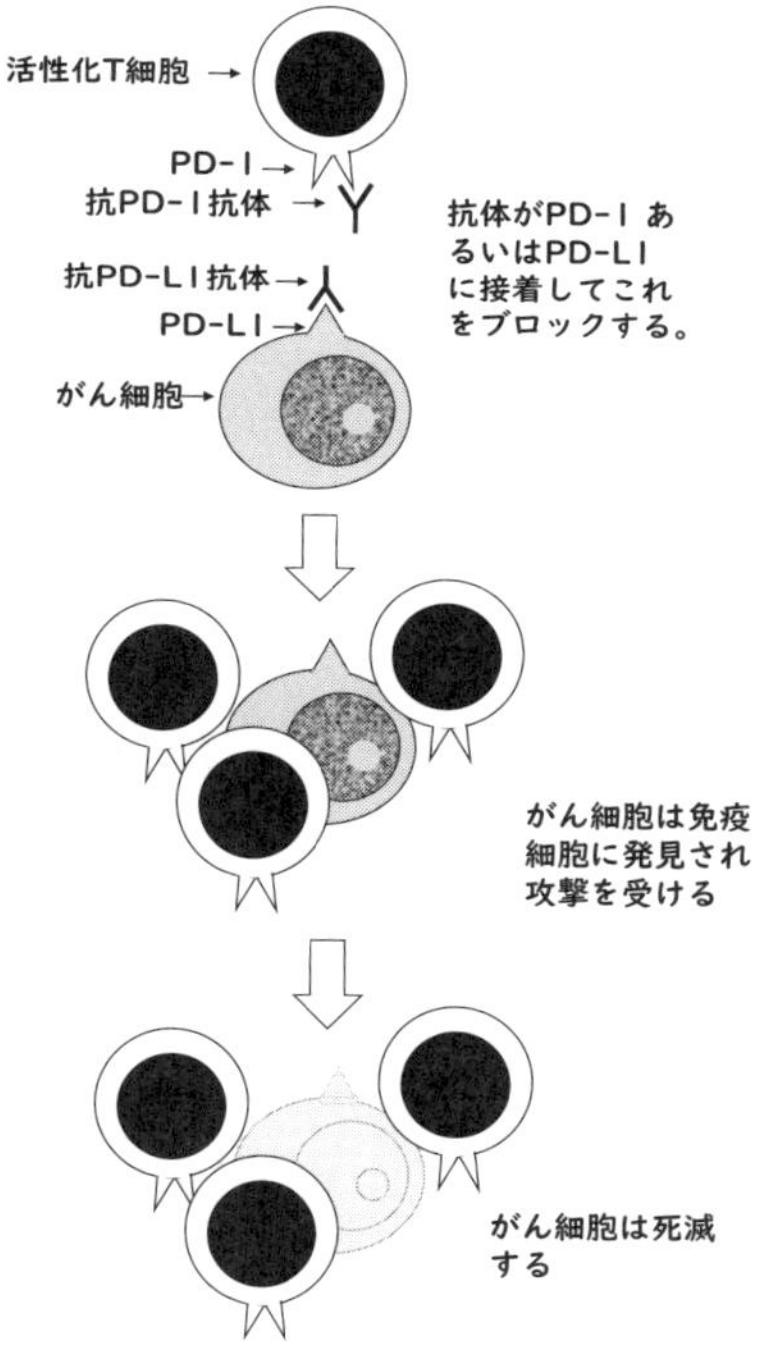
活性化T細胞
PD-1
抗PD-1抗体
抗体がPD-1 あるいはPD-L1に接着してこれをブロックする。
抗PD-L1抗体
PD-L1
がん細胞
がん細胞は免疫細胞に発見され攻撃を受ける
がん細胞は死滅する

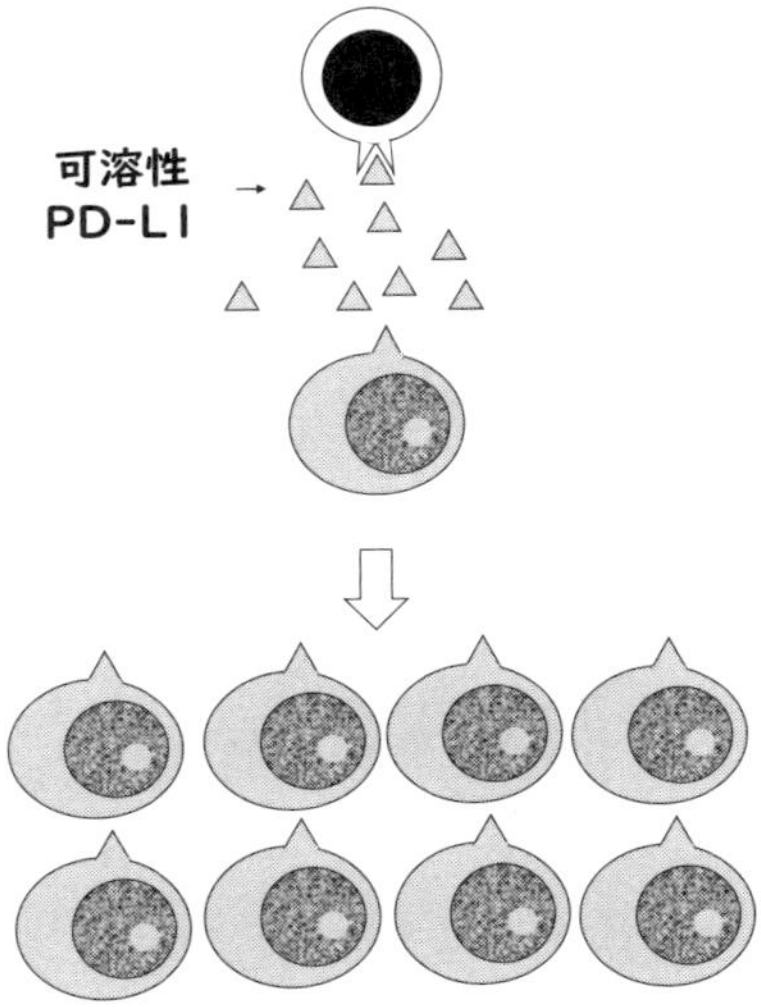

た細胞死）の誘導を阻害します。

その結果、活性化されたT細胞はがん細胞を認識しこれを攻撃することでがん細胞を逆に死滅させます。

このように、がん細胞の中には、自分の目印を隠したり免疫細胞と結合する分子を持ったりすることで、免疫細胞を煙に巻き、その攻撃から逃れ、生き残ろうとするものがいます。いわば、免疫から身を隠すステルス機能を持っているものがいるのです。

前述の「オプジーボ（一般名：ニボルマブ）」はT細胞のＰＤ－１を標的にした抗ＰＤ－１抗体薬であり、肺がん、悪性黒色腫、腎臓がん、胃がん、食道がん、頭頸部がん、膀胱がんなど多くのがん種に使われています。

「免疫チェックポイント阻害薬」はがん細胞上に発現するＰＤ－Ｌ１に対する抗体薬も含めて多種類の治療薬が開発されています。

ＰＤ－Ｌ１はがん細胞に発現されていることで注目されました。近年、細胞の表面だけではなく血液中にもこのＰＤ－Ｌ１分子が流れていることがわかってきました。これを可溶性ＰＤ

－Ｌ１と呼ぶことにしましょう。

がん細胞が血中に可溶性ＰＤ－Ｌ１を分泌するとＴ細胞表面のＰＤ－１に接着し、これもまた腫瘍免疫として働き、がんの成長を助けるのではないかということが想定されています（前ページ図）。

さらに健常人でもこの可溶性ＰＤ－Ｌ１が血液中に検知されることがわかっています。年齢が高くなればなるほどそのレベルは高くなります。

ひょっとすると、40代、50代、60代と年齢を重ねることでがんの発生頻度が高くなるのもこのためかもしれません。

次ページの右図のように血中に可溶性ＰＤ－Ｌ１が大量に存在すると抗ＰＤ－Ｌ１抗体を薬として投与してもその多くが可溶性ＰＤ－Ｌ１と結合する方に消費されます。

その結果、血中に可溶性ＰＤ－Ｌ１が大量に存在すると抗腫瘍免疫を誘導することができません。

特に血中可溶性ＰＤ－Ｌ１レベルが高いがん患者さんでは再発・死亡率が高く、加えてオプジーボなどの免疫チェックポイント阻害薬が効きにくいということもわかってきました。

それでは抗ＰＤ－１抗体なら大丈夫なのではないか？　と考える読者の方もいらっしゃると思います。しかし、可溶性ＰＤ－Ｌ１と同様に、可溶性ＰＤ－１分子も血液中に存在するのです。ですから次ページの左図のように抗ＰＤ－１抗体を薬として投与しても、その多くが可溶

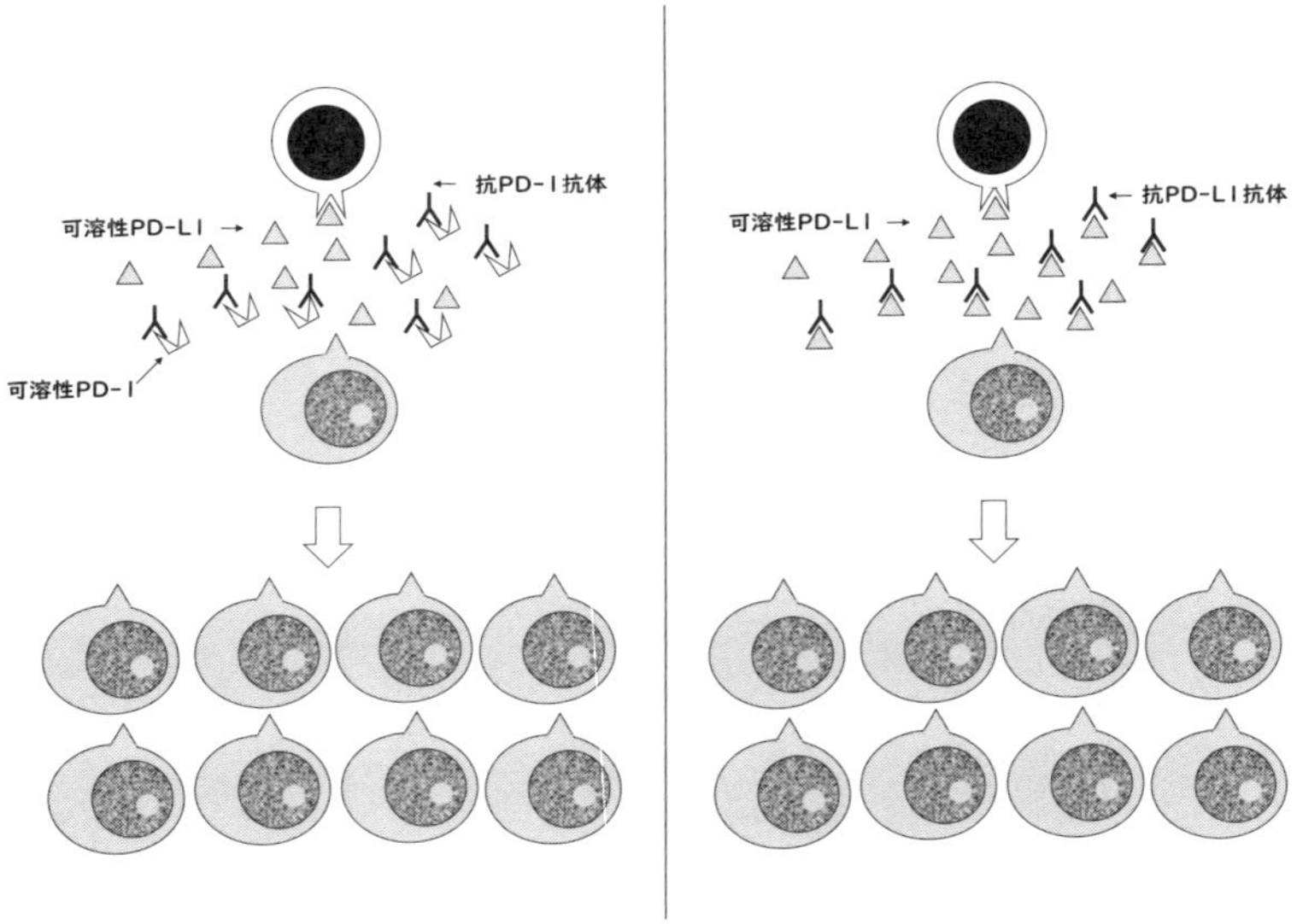

性ＰＤ－１と結合する方に消費されるため、ＰＤ－Ｌ１の場合と同じく抗腫瘍免疫を誘導することができません。

そこで私たちは血清中の可溶性ＰＤ－Ｌ１レベルをＥＬＩＳＡという手法で測定し、この濃度が高いとがん患者さんの予後が悪くなるのではないかと考えました。

その前に、私たちの研究室は「胎児・胎盤が母親にとって異物であるにもかかわらず拒絶されないのは何故なのか？」という疑問から、このＰＤ－Ｌ１分子に行き当たりました。

胎盤はがん細胞と同様に胎盤細胞表面にＰＤ－Ｌ１を発現し、かつ血液中にＰＤ－Ｌ１を大量に分泌していることを明らかにしました（次ページ図）。妊婦の血中のＰＤ－Ｌ１レベルは同年女性のそれと比べおよそ8倍に達していたのです。

しかも妊婦の血清は試験管レベルでも免疫細胞が異物を拒絶する反応を強く抑制することを確認しました。以上より胎盤は血中にＰＤ－Ｌ１を分泌することで母体の免疫細胞に拒絶されないように胎児を守っているという推論に至りました。[13]

このＰＤ－Ｌ１の発現・分泌にビタミンＤが関与しているという実験研究の論文をみつけました。[14] そこで、私たちはアマテラス試験の患者さんの試験サプリ投与前と開始１年後の血清中可溶性のＰＤ－Ｌ１レベルを測定し最も低い５分の１（Ｑ１）から高い５分の１（Ｑ５）まで５等分しました。その結果、Ｑ５の患者さんにおいてビタミンＤサプリは血中の可溶性ＰＤ－

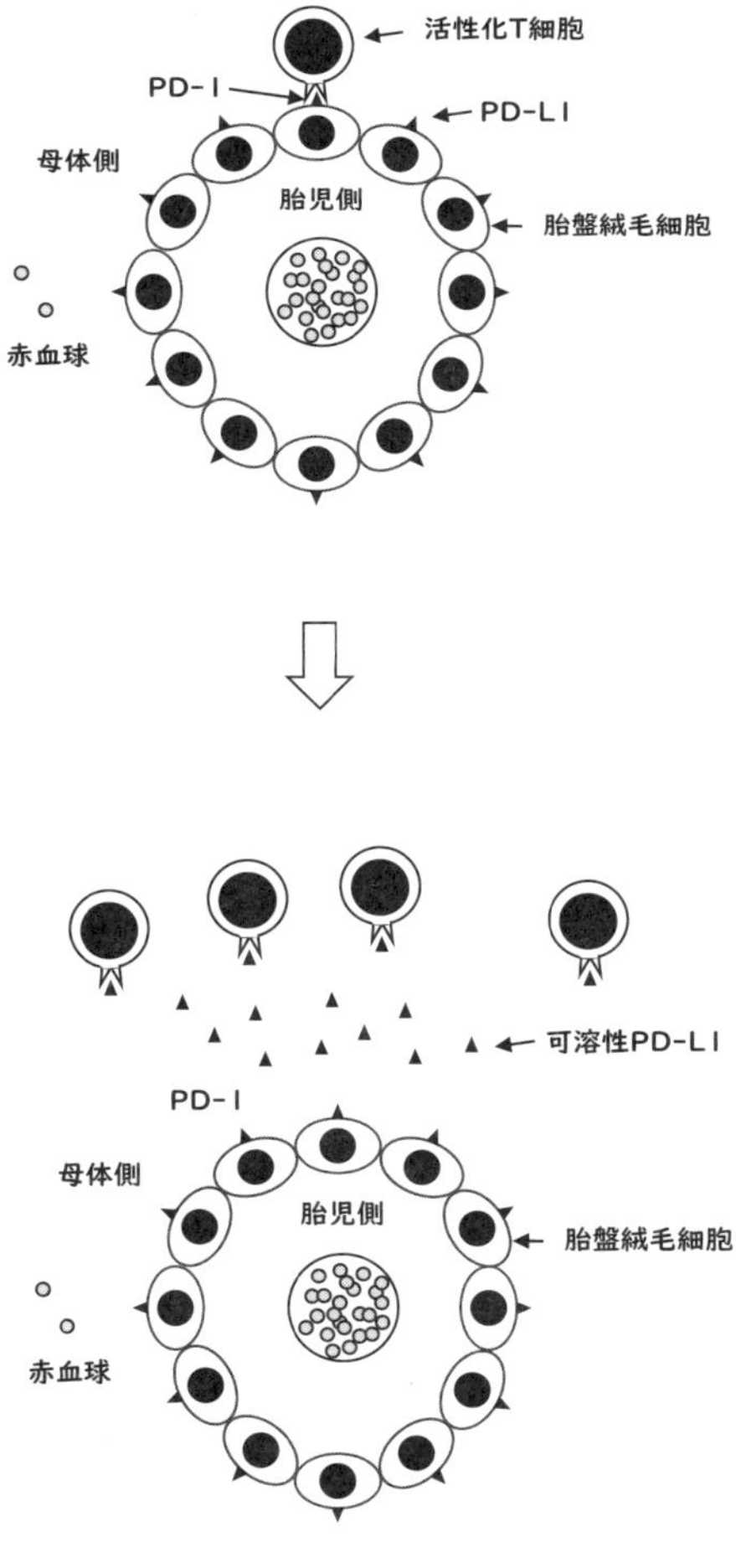

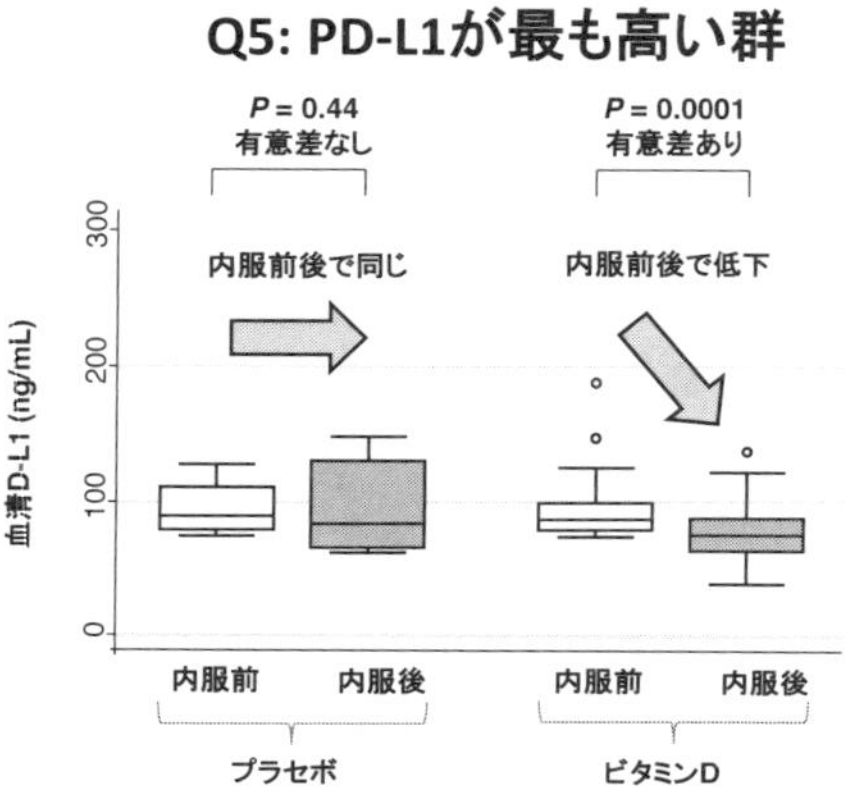

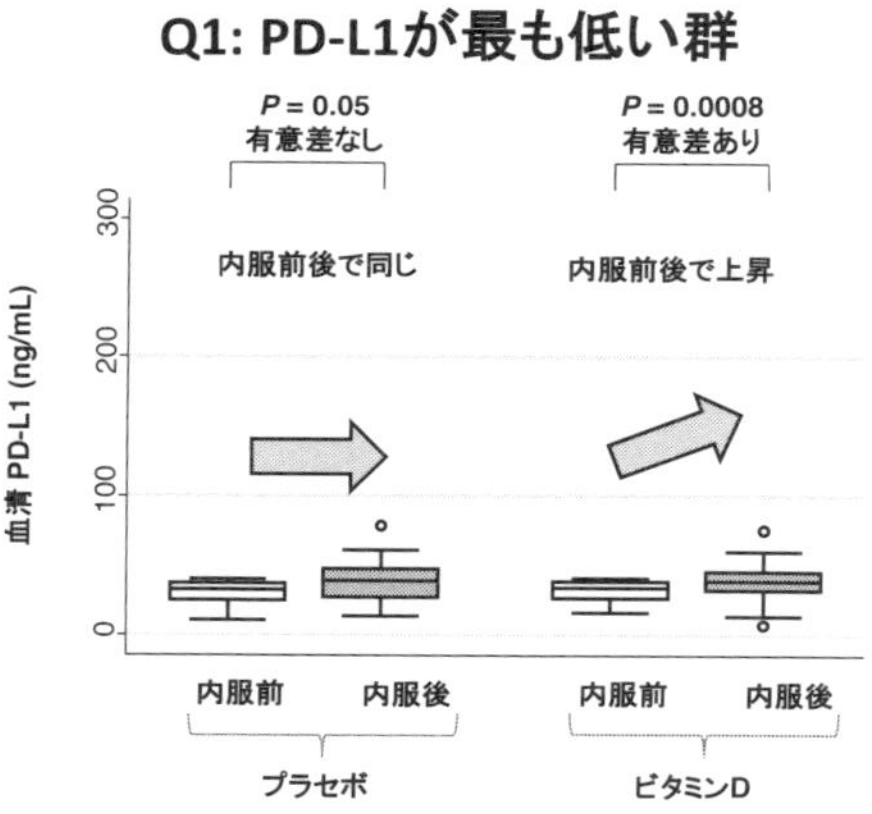

Ｌ１レベルを大きく下げ（右上図Ｑ５）、逆にＱ１の患者さんのＰＤ－Ｌ１レベルをわずかに上げる作用がある（右下図Ｑ１）ことを見出しました[15]。

次ページの上図Ｑ５にあるように、可溶性血中のＰＤ－Ｌ１レベルが最も高い患者さん群にフォーカスした場合、ビタミンＤサプリはプラセボと比較してがん患者さんの再発・死亡率をおよそ３分の１に抑えていることを発見し論文発表しました[15]。

一方、次ページの下図Ｑ１の患者さんの再発死亡率はかなり低く、プラセボとほぼ同じであることからビタミンＤサプリは効果を発揮していません。結論として、ビタミンＤサプリは血中の可溶性ＰＤ－Ｌ１レベルが高い場合にはこれを下げることでおそらく抗腫瘍免疫を誘導し、患者さんの再発死亡率をそのレベルが低い患者さんと同等レベルまで下げることができる可能性が示唆されました。

　がん細胞上のＰＤ－Ｌ１や血中の可溶性ＰＤ－Ｌ１がビタミンＤサプリの効果により消失すると、がん細胞はたちどころに免疫細胞の餌食となって死滅します。

　ビタミンＤサプリが有効なメカニズムを２つ紹介しました。ただp53陽性がんはアマテラス試験に参加協力してくださった患者さんのおよそ６割を占めています。一方、血中可溶性ＰＤ

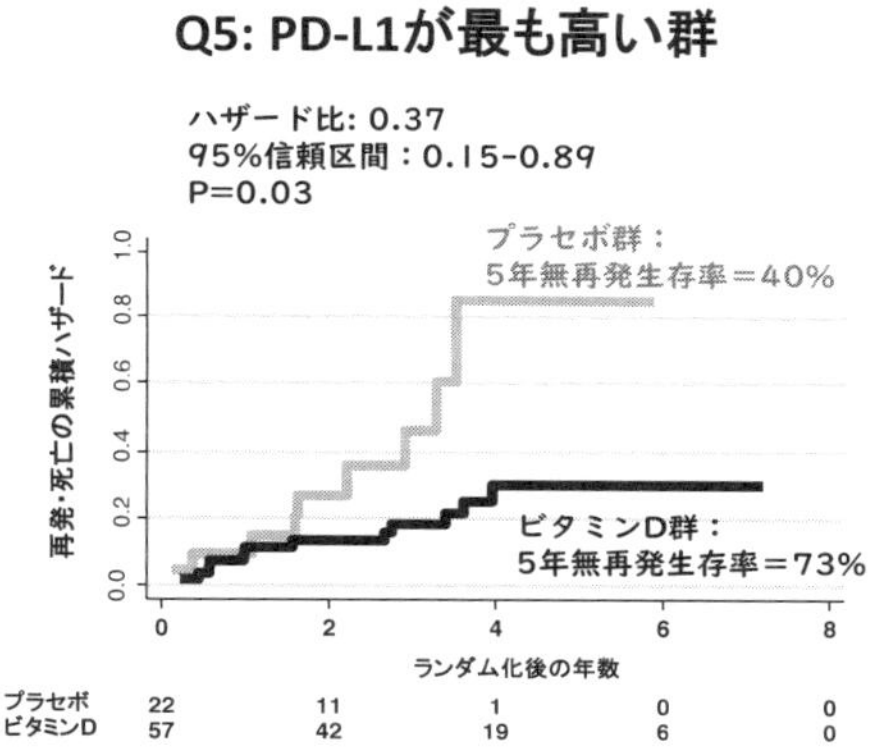

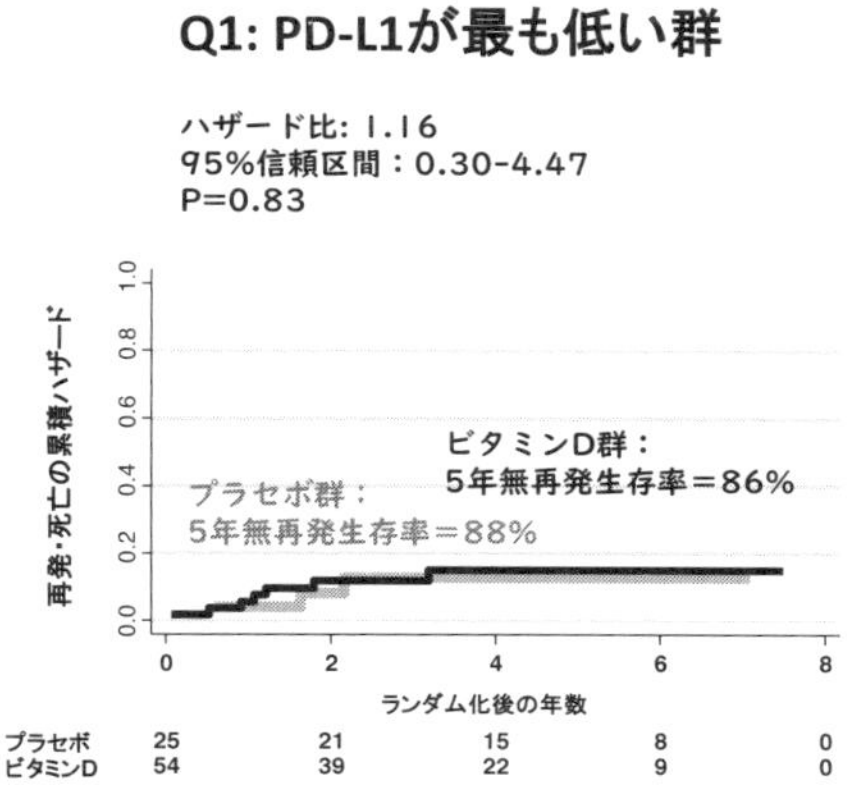

－Ｌ１高値の人たちは２割で、p53陽性がんと重複していました。

もしもビタミンＤサプリがＰＤ－Ｌ１レベルを下げることで免疫チェックポイント阻害薬と同等かそれ以上の効果を発揮できるとすれば画期的な発見だと思います。

なぜならビタミンＤサプリは副作用もほとんどなく、医師の処方箋も不要で誰でも手軽

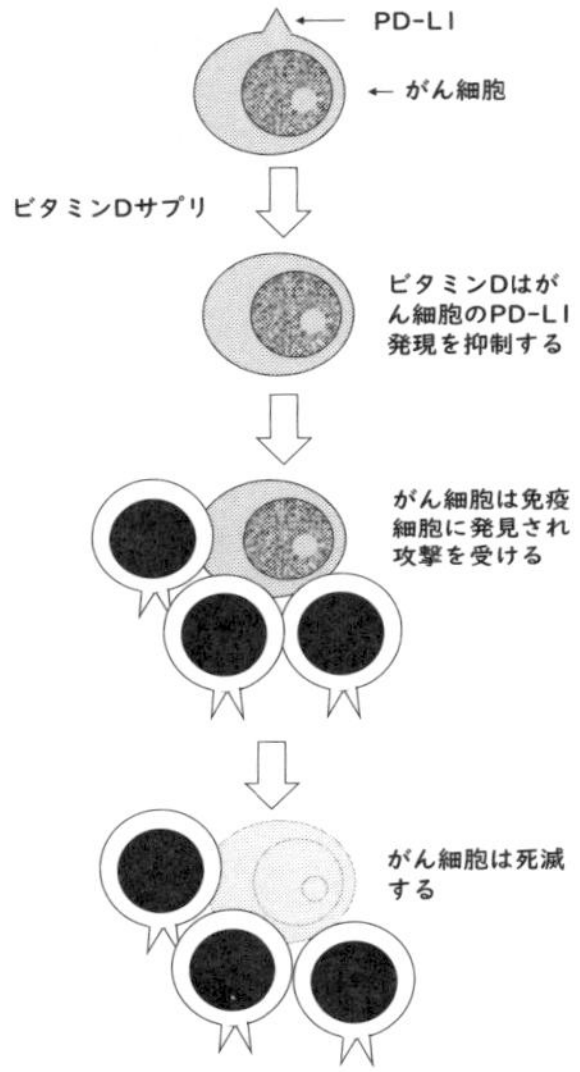

PD-L1
がん細胞
ビタミンDサプリ
ビタミンDはがん細胞のPD-L1発現を抑制する
がん細胞は免疫細胞に発見され攻撃を受ける
がん細胞は死滅する

に入手できるからです。しかも、値段は桁違いに安く、太陽に当たれば無料です。

がんとビタミンD論争に終止符を打つ「アマテラス2試験」

「がん治療のためのビタミンＤ？」

２０１９年、私たちの実施した消化管がん（食道、胃、小腸、大腸がん）に対するアマテラス試験、ハーバード大の実施した進行大腸がん患者さん対象のサンシャイン試験、そして同じくハーバード大の実施したがんの発症予防のバイタル試験の論文発表を受け、『ＮＥＪＭ』のアラン・Ｓ・ブレット編集長（当時）は以下のようにコメントしました。

「ビタミンDサプリとがんの発症予防と再発予防に関して、非常におもしろい研究結果が立て続けに発表されました。しかし、これらの研究はいずれも、サブグループ解析、多変量解析による補正、事後解析でビタミンDサプリ摂取ががん患者さんにとって有益である可能性を示唆しましたが、未だ決定的な結論を導くことはできていません。さらなる研究を進めて欲しいと思います」

エビデンスレベルでは最高とされる二重盲検ランダム化プラセボ比較臨床試験で結果を出したのだから「ビタミンDサプリはがん患者さんの再発・死亡率を抑えるのに有効である」と言い切ってしまってよいと考えていました。しかし、研究開始前の統計解析計画書に従ってきっちりと結果をだした試験は1つもありません。

私はこのコメントを読んで、**ビタミンDサプリが「死ぬがん」の数を減らせるか否かを検証する、あるいはビタミンDサプリとがんの論争に終止符を打つ**ためアマテラス試験の第二弾を開始することを決意しました。

世界では年間およそ2000万人ががんを発症し、974万人が死亡しています（2022年調べ）。

中でも肺がん、大腸がん、肝臓がん、胃がん、乳がん、食道がん、膵臓がん、頭頸部がんは人口に対する死亡率が高い。近年、手術、放射線治療、抗がん剤治療に免疫療法も加わり治療成績の向上をみているものの、2045年には世界のがん患者数は3260万人に達し、その死亡は1690万人に膨れ上がると予想されています。

ですから世界のがんの患者さんの死亡を減らすための方法は、効果的だが副作用がない、低コストで誰もが容易に入手できなくてはなりません。ビタミンDサプリが本当にがんの再発・死亡を減らすことを科学的に証明できれば、この世界が直面する難題を克服できるかもしれません。

私たちの実施したアマテラス試験（振り返りを含む）

アマテラス試験とは、食道から直腸に至る消化管がん患者さん417人に対してビタミンDサプリメント（1日あたり2000IU＝50マイクログラム）あるいはプラセボ群にランダムに振り分け、医師も患者さん側もどちらを内服しているかわからないようにして、再発あるいは死亡がどちらの群で多いかを比較するものでした。

ビタミンDは日光に当たれば皮下で作られること、さらに日本発の臨床試験であったことから、太陽神である天照大御神にあやかりアマテラス試験と名付け、2010年に開始しました。

苦節8年、データを蓄積し、2019年にアメリカ医師会雑誌（JAMA）に、満を持して発表しました[2]。

対象をランダムにビタミンD群とプラセボ群を3：2の割合で振り分け、術後2週間前後の

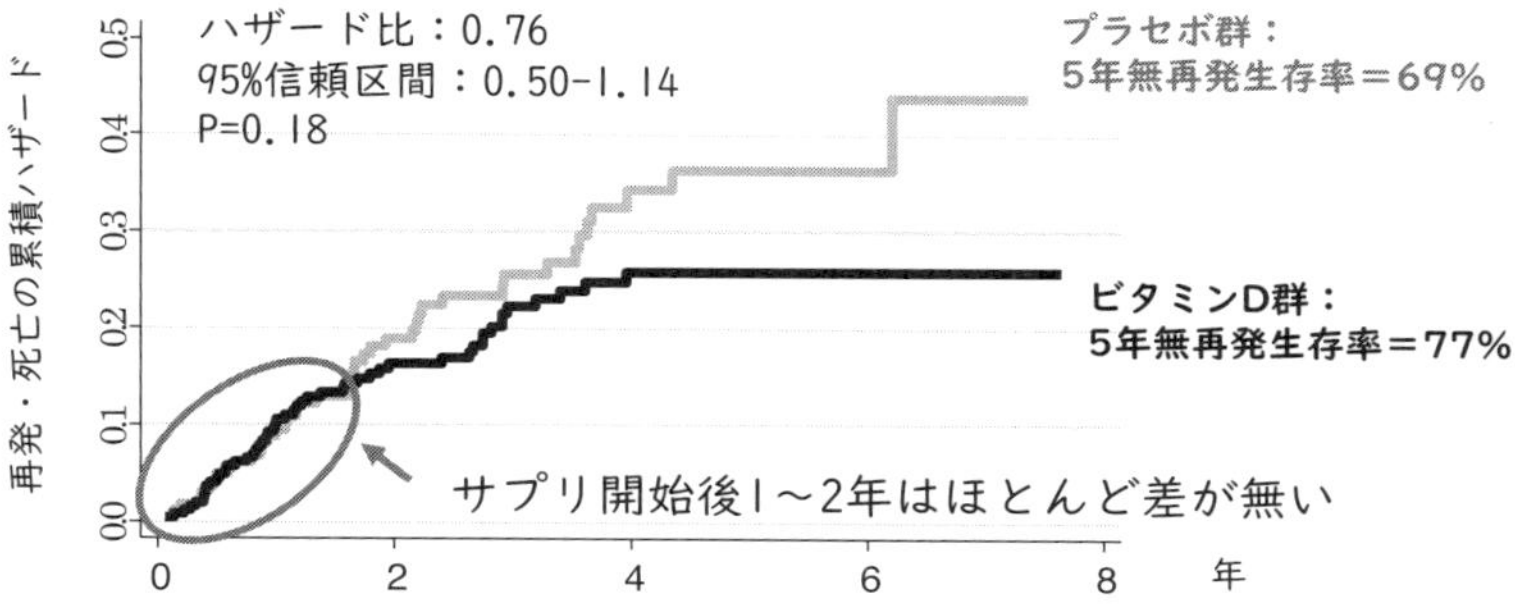

アマテラス試験：研究計画書通りの解析

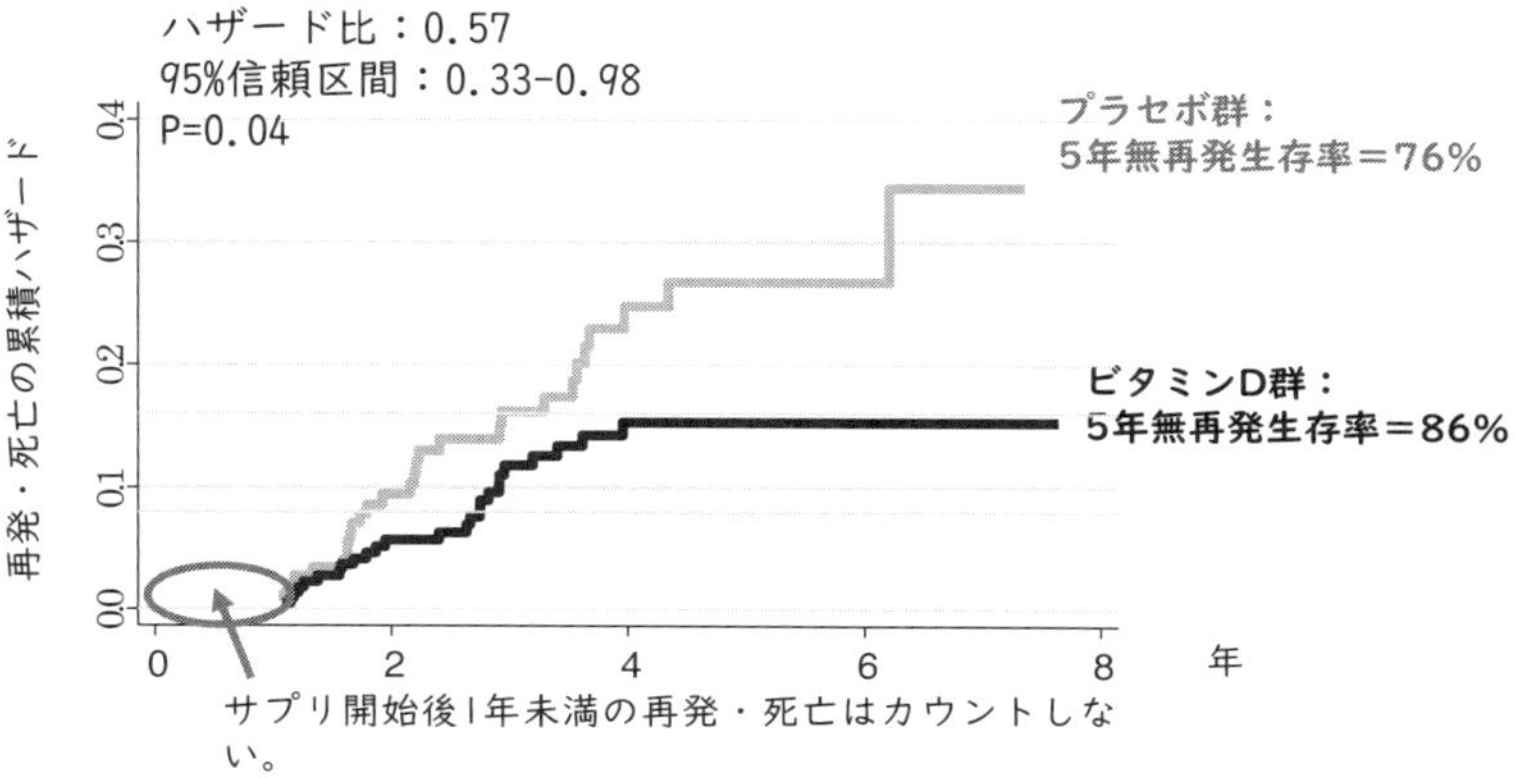

アマテラス試験事後解析
サプリ内服開始1年未満の再発・死亡は含めない

5年無再発生存率

試験サプリを開始して5年経った時点で
患者さんが再発なく生存している割合

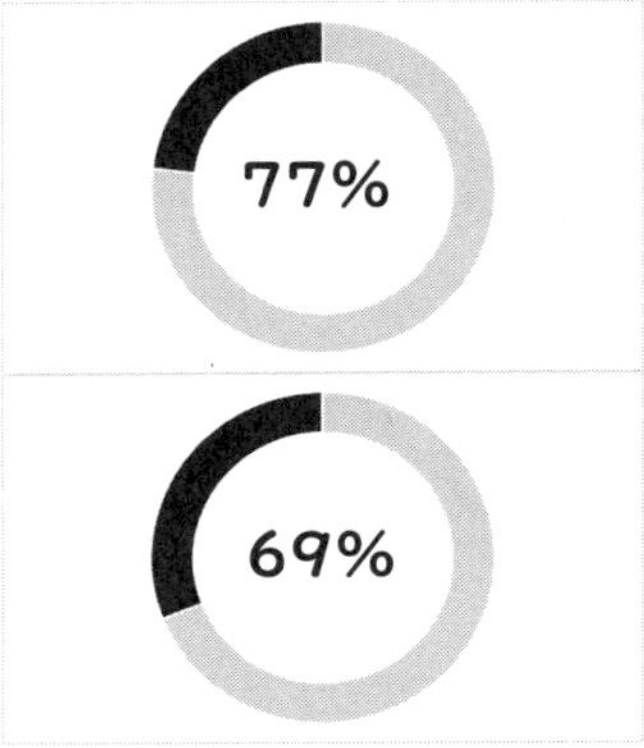

ハザード比：0.76

95%信頼区間：0.50－1.14
P値：0.18

最初の外来より試験用サプリメントの内服を開始したのです。

前ページの上図はビタミンD群とプラセボ群の間の再発・死亡累積ハザード曲線を比較したもので、曲線は再発・死亡がでる度階段を一段上がるように上がります。

時間0からスタートして年数を重ねることでより早く上へ上へと上昇したほうが再発・死亡率が高いといえます。この場合、プラセボ群の方がビタミンD群より早く上昇しているので再発・死亡率が高いことがご理解いただけると思います。

実際手術後にサプリを開始してから5年経った時点で再発なく生きている患者さんはビタミンD群で77%、プラセボ群で69%であり、前者が8%上回ってました。ハザード比も0・76なのでビタミンDサプリは24%も再発・死亡を抑止していたことになります（本ページ図）。

しかし、統計学的に有意な差であると結論するためにはP値が0・05未満である必要があり、このアマテラス試験ではP値が0・18と0・05より大きな値であったため、残念ながら「ビタミンDサプリを毎日2000IU（50マイクログラム）内服することで食道から直腸までの消化管がん患者さんのがんの再発ないしは全ての原因による死亡を減らすことができる」と結論

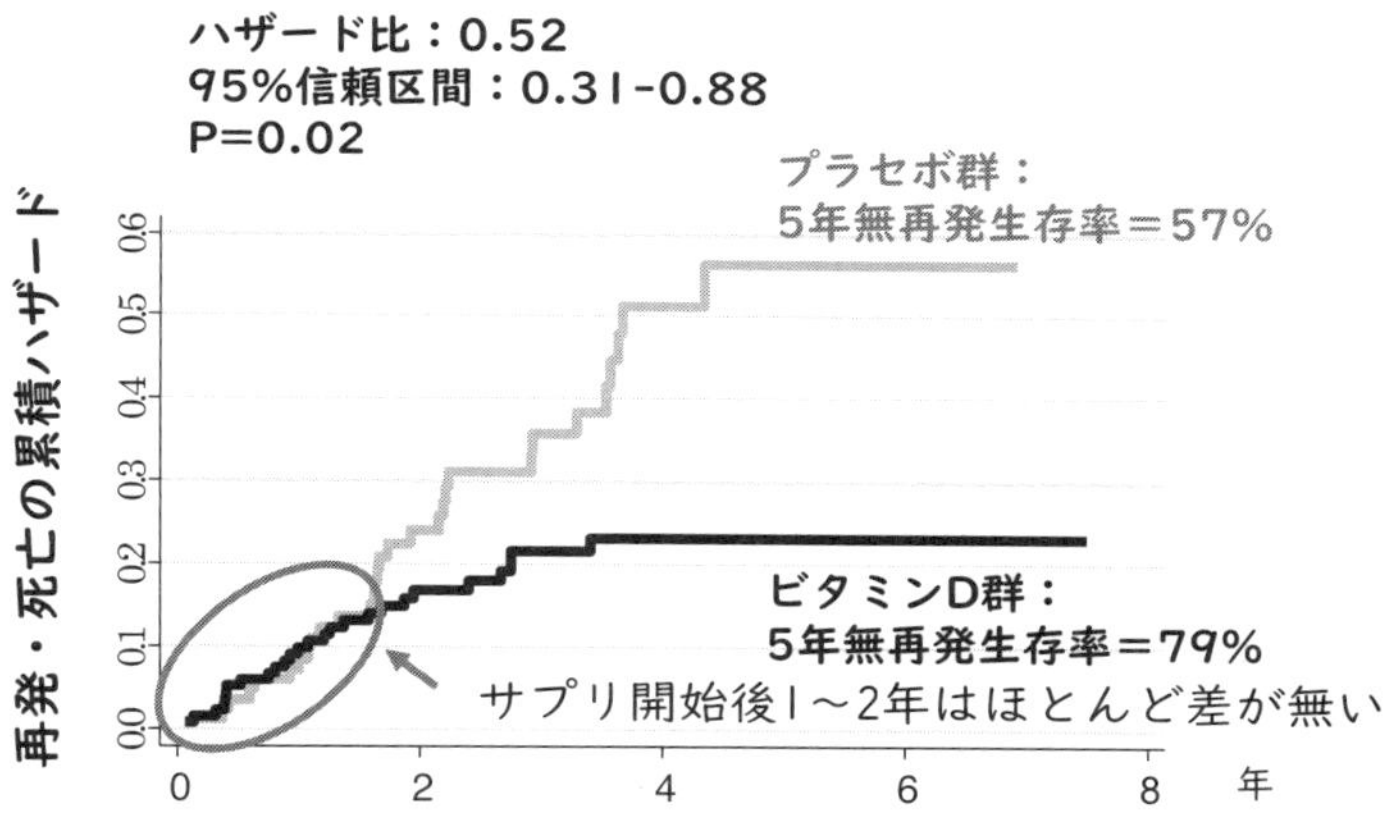

p53陽性がんにおけるビタミンD群とプラセボ群の
再発・死亡リスクの比較

付けることはできませんでした。

徹底的に事後解析することで見えた2つの仮説

私たちはこのアマテラス試験を徹底的に事後解析しました。事後解析とは研究が終了した後で研究を計画したときには思いつかなかった仮説に従いデータを再度解析することです。そして見えてきた点が２つあります。

仮説１．ビタミンＤサプリメントは術後１年以降の遅発性のがんの再発・死亡を抑制する

特にサプリ内服開始後1年〜２年までは両群でほとんど差を認めていません。差が開き

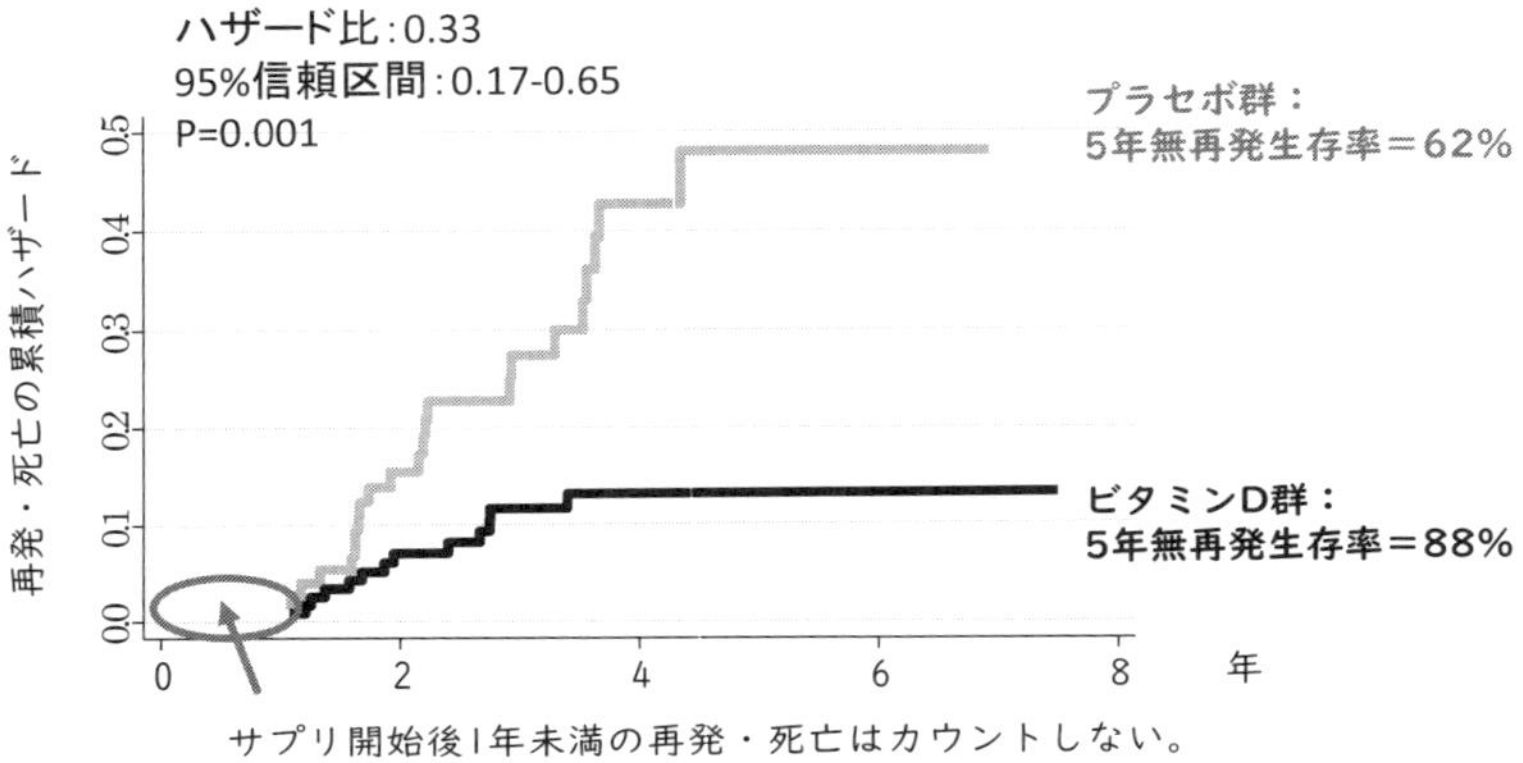

アマテラス試験事後解析：
P53陽性がんのみを対象とした場合 &
サプリ内服開始1年未満の再発・死亡は含めない

はじめるのは1年〜2年以降です。術後1年未満で再発するがんは抗がん剤を使おうが、放射線を照射しようが、なかなかコントロールできるものではありません。ましてやビタミンDサプリごときで抑えが利くものではないでしょう。

そこで「サプリ内服開始1年未満の再発・死亡を含めない」という条件でこれを事後解析すると、ビタミンD群の5年生存率は86％であり、一方のプラセボ群のそれは76％でした。ハザード比＝0・57、とビタミンDが再発・死亡リスクを4割以上も抑制していました。P値も0・04で0・05を下回り、統計学的にも有意でした（189ページ下図）。

仮説2．病理免疫組織でp53陽性のがんに対して有効である

アマテラス試験の病理組織検体を事後解析し、がん抑制たんぱくの１つであるp53が10％より多く染まっていたがんをもつ患者さんだけに対象を絞った場合、５年生存率はビタミンＤ群で79％であり、プラセボ群のそれは57％で、その差は22％に拡大しました（１９１ページ図）。ハザード比＝０・52、Ｐ＝０・02とビタミンＤが有意かつ再発・死亡リスクをおよそ半分に抑制していたのです。この結果は既に誌上発表しています[6]。

さらにp53陽性がんで「サプリ内服開始１年未満の再発・死亡を含めない」という条件でこれを事後解析すると、ビタミンＤ群の５年生存率は88％であり、一方プラセボ群のそれは62％でした（前ページ図）。ハザード比＝０・33、Ｐ＝０・００１とビタミンＤが有意に再発・死亡リスクを３分の１にまで抑制していました。もしもこれがアマテラス２試験で科学的エビデンスとして証明できれば画期的です。

論争に終止符を打つべく２０２２年１月より アマテラス試験の第二弾を始動

以上２つの仮説を証明するべく、そしてがんのビタミンＤ論争に終止符を打つべく、２０２

2年1月より東京は新橋にある慈恵医大附属病院と、栃木県は那須塩原にある国際医療福祉病院の多施設共同研究という形でアマテラス2試験（JK121－009）を開始しました。

目的は以下です。

初発がんで、がん死亡数が多いがん種：肺がん、消化器がん（大腸がん、肝臓がん、胃がん、食道がん、膵臓がん）、乳がん、頭頸部がん患者さんをビタミンDサプリメント（2000IU/day）群とプラセボ群にランダムに1：1の比率で振り分け、術後2カ月以内に内服を開始し試験終了まで連日長期投与する。

そして、がん患者さん、その中でも特に予後不良が予想されるp53陽性がん患者さんに対するビタミンDサプリの有効性（サプリ内服開始1年以降遅発性再発、あるいは全ての原因による死亡）をプラセボ群と比較することで検証する。

独創性は以下です。

1．本研究に先行してアマテラス試験をすでに実施しています。

アマテラス2試験の研究統括者は私で、筆頭著者兼研究責任者としてすでに消化管がん患者さんに対するビタミンDサプリの効果をみるアマテラス試験を実施・報告しています。この経験は本研究であるアマテラス2試験に大いに活かされています。

2．アマテラス試験の事後解析で「p53陽性がん」に対象を絞り、効果判定を「サプリ内服開始1年以降の遅発性再発・死亡」としました。

他者の論文をヒントに仮説醸成したわけではなく、研究責任者が実施したアマテラス試験データを徹底的に事後解析したことで、上記の学術的独自性をだすことができました。

3．大規模多施設共同二重盲検ランダム化プラセボ比較試験です。

千人以上のがん患者さんを対象とするプラセボを用いた治験に匹敵する本格的な二重盲検ランダム化臨床試験を、製薬会社の協力・支援を一切受けずに、大学病院のみで実施します。

4．がん死亡数が多いがん種でかつがん種横断的である。

通常の臨床試験では「ステージ4の大腸がん」等対象となるがん種は限定的だが、本研究ではがん死亡数が多い肺がんや大腸がんなどのメジャーな8がん種を対象とし、がん種横断的です。

創造性は以下です。

有効性：**ビタミンDサプリメントで大勢のがん患者さんの命を救い得る**

研究責任者（私）は国際共同研究により二重盲検ランダム化プラセボ比較試験に参加した10万人のデータを集めＩＰＤ－メタ解析を実施し、ビタミンDサプリメントの連日内服によりがん種に関係なくがん死亡率が12％減少することを報告しました。このことは「ビタミンDサプりで大勢のがん患者さんの命を救い得る」ことを示唆しています。

安全性：**ビタミンDサプリメントの安全性は高い**

研究責任者（私）らの実施したアマテラス試験（417人）、ハーバード大学の実施したバイタル試験（2万5871人）、いずれもビタミンDサプリ2000IUかプラセボを数年間連日投与する二重盲検ランダム化試験であり、尿路結石、高カルシウム血症等の発生頻度は両群間で同等で、ビタミンDサプリによる副作用は認められませんでした。適切な用量を守ってビタミンDサプリを内服すれば長期間摂取してもその安全性は高いと思われます。

経済性：**ビタミンDサプリメントは安価であり、医師の処方箋不要で誰でも入手しやすい**

活性化ビタミンDは医師の処方箋が必要ですが、本研究で用いるビタミンDサプリメントは医師の処方箋なしに誰でも安価に購入できます。日光に当たれば無料で血中の25ビタミンDレベルを上げることができます。

関連分野の研究動向と本研究の位置づけ

① アマテラス試験：著者が実施した消化管がん417人対象ランダム化臨床試験（RCT）：ビタミンDサプリの5年無再発生存率はプラセボ群より8％高かったが有意差を認めませんでした[2]。

② サンシャイン試験：ハーバード大実施進行大腸がん139人対象RCT：ビタミンDサ

プリがかんの進行を2ヵ月遅らせたが有意差を認めませんでした[3]。

③　バイタル試験：ハーバード大実施2万5千人対象のがん発症予防RCT：ビタミンDサプリがかん死亡リスクを17％減らしたが有意差を認めませんでした[4]。ただし、サプリ開始して最初の2年間のがん死亡をアカウントに入れなければ、がん死亡を25％も有意に減らしました[4]。さらに、死亡あるいは転移を生じる所謂「死ぬがん」の発症リスクを17％も有意に下げていました[5]。

④　メタ解析：私を含む研究チームが実施した10万人[8]を対象にしたメタ解析でビタミンDが12％[8]、他の研究者が実施した4万人のメタ解析で15％[16][17]、有意にがんによる死亡率を低下させることが示されました。

上記④メタ解析の結果から「ビタミンDサプリメントががん患者さんの再発・死亡リスクを減ずる可能性」は十分ありますが、①～③の3つのランダム化臨床試験の主解析において統計的有意差を認めておらず、いまだ明確な結論を得ていません。

アマテラス2試験により最終的な結論を導きだし、このエビデンスを世に広め、大勢の命を救うことがゴールです。

ボストン大学医学部のホリック教授は「**申請者らのp53陽性がんとビタミンDの関連にフォーカスした臨床研究はがん医療のゲーム・チェンジャーになり得る**」と称賛し、期待を寄せて

くれています。(9)

アマテラス2試験を完了してその結果がトップ・ジャーナルに掲載されれば「ビタミンDとがん」の論争に終止符を打ち、将来的に世界の研究をけん引できるでしょう。

さらに、手術、化学療法、放射線治療、免疫療法などに加えビタミンDサプリメントはがんに対する第6の治療法となり、標準治療に上乗せすることでがん患者さんの予後をさらに改善し、大勢のがん患者さんの命を救うことができるかもしれません。これは子どものがん医療に携わってきた私の夢です。

かつて故山極勝三郎《やまぎわかつさぶろう》東大教授は実験でウサギの耳に来る日も来る日もただひたすらコールタールを塗り続け、ついに数年後の1915年に人工的発がん実験に成功しました。これはまさしくノーベル賞級の大発見です。

教授は「ゆきつけば　またあたらしき　さとのみへ」と歌を詠んでおられます。「ある目標にたどりついても次の目標がその先に、またその先に、ずっと続いている」ことを意味しているそうです。

私たちの臨床試験も8年以上の歳月をかけ一人ひとりのデータをコツコツと丹念に積み上げていくという地味な作業からアマテラス試験の成果を得ました。しかし、その途端にまた次の目標が見えてきました。

そして、アマテラス２試験を開始しました。この試験もまだ答えを得るには数年かかりそうです。山極教授の境地に一歩近づけたような気がします。

アマテラス２試験が終われば、ビタミンＤサプリメントががんの再発や死亡を本当に減らすのか否かが明確になります。

しかし、再び新たな課題がみつかりアマテラス３試験を開始することになるのかもしれません。多くの人命を救うため臨床研究という挑戦は永遠に続きます。

おわりに

故クリステンセン・ハーバード・ビジネス・スクール教授の授業をハーバード医学大学院で受講する機会がありました。

教授は「イノベーションのジレンマ」の著者としてビジネス界では有名で、その医療版ともいえる「Innovator's Prescription（医療イノベーションの本質）」を２００９年に出版しました。教授自らその本の内容を5日間のセミナーで講演するという情報を得、「今後の活動のヒントになるのではないか？」と思い参加しました。

私などは若いほうで、全米の病院長、医学部長などおよそ60人が集結したのです（写真）。

クリステンセン教授は全米の医療界重鎮を前にこう切り出しました。

破壊的イノベーションとは、既存の市場や業界構造を根本から変える新しい製品やサービ

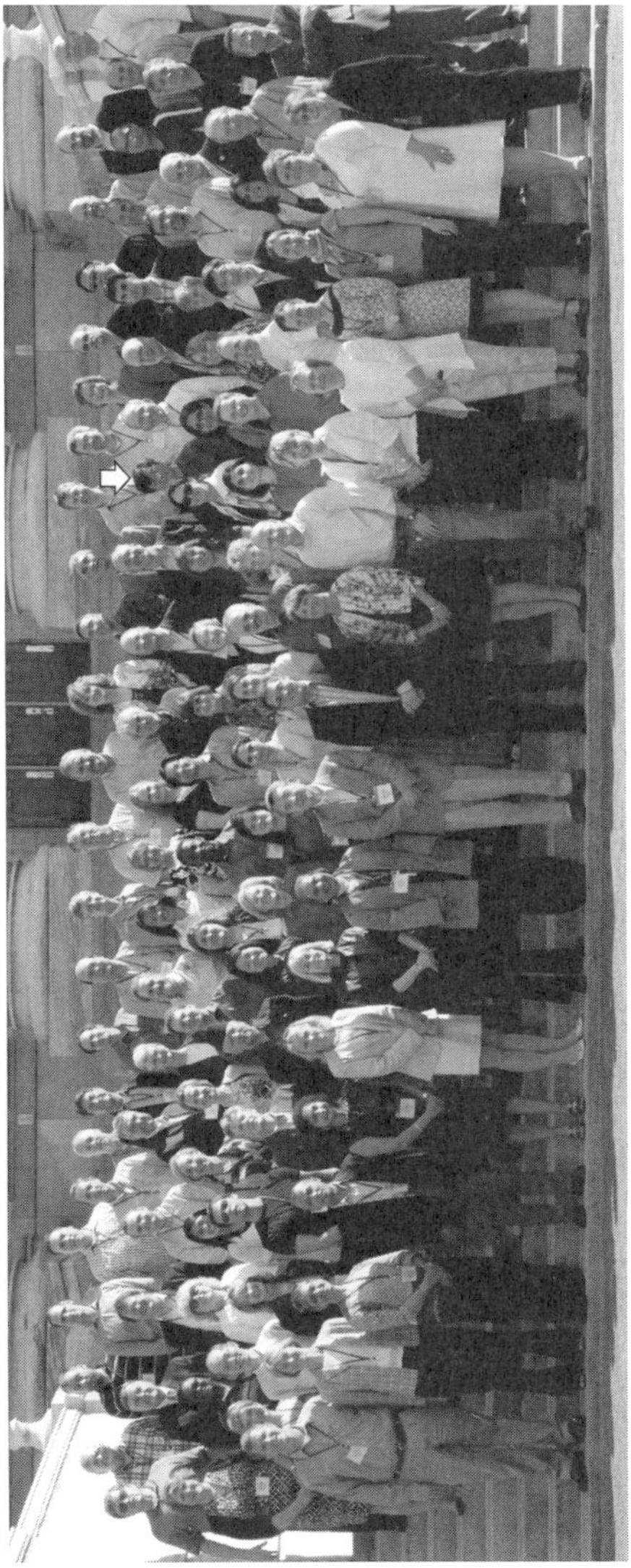

Programs for Leading Innovations
in Health Care Delivery at Harvard Medical School
In June, 2011

スを指します。それは、通常、初期には性能や機能が劣るものの、低コストで手軽なため、新しい顧客層を取り込むことで広がります。そして、やがて既存のプレイヤー（企業）を凌駕します。

ビジネスの世界では破壊的イノベーションが繰り返されてきました。しかし、医療界では破壊的イノベーションが起きていません。その理由は医療が直観的であった1世紀前にデザインされた病院とクリニックという2つのビジネスモデルに固定化されているからです。

まずコンピュータの業界を例に持続的イノベーションで時代を凌駕した企業が破壊的イノベーションを起こした企業にとって代わられた事例をみていきましょう。

戦後コンピュータはアメリカ陸軍の弾道研究所での砲撃射表の計算を第一の目的として設計されました。やがて、１９６０~７０年代、ＩＢＭのような巨大企業が提供する大型コンピュータが一斉を風靡しました。価格は億単位で、企業や政府機関といった限られた顧客層しか購入できず、また特殊な技術がないと動かすことはできませんでした。

１９７５年は、マイクロプロセッサを基盤とした新しい技術が出現し、コンピュータの専門家だけでなく一般の人々にも手の届くものとなった重要な年です。この破壊的イノベーションは、後のパーソナルコンピュータ時代を切り開き、現代の情報技術社会の出発点となりました。

2020年1月にクリステンセン教授が亡くなられてからも、スマートフォンや生成系AIなどコンピュータ業界の破壊的イノベーションは続いています。

かつてのコンピュータは大型で専門知識がないと使えず一部のビジネスでしか使われていませんでした。

ところが今はどうでしょう。大人から子どもまで多くの人が個人のスマホを所有し、これを使ってメールやSNSだけでなく、AIを使った疑問の解決や映像コンテンツ作成まで簡単にできる時代となりました。

かつての億単位する大型コンピュータよりも安くて小型のスマホで誰もがいとも簡単にすごいことができる時代になったのです。

破壊的イノベーションに対して持続的イノベーションとは、既存市場や顧客のニーズを満たすために、既存製品やサービスを性能向上や付加価値の追加によって改良するイノベーションです。主に現在の顧客層や高価格帯の市場を対象にしています。

それではなぜ持続的イノベーションは破壊的イノベーションにとって代わられるのでしょうか？

クリステンセン教授の見解は以下です。

①優良企業は、顧客のニーズに応えて従来製品の改良を進める。

②優良企業は、競争力の高い製品を開発し優位に立とうとするため、急速に最も要求の厳しい顧客のための上位市場へと移行する。
③多くの場合、高性能、高利益率の市場をめざして競争するうちに、当初の顧客の需要を満たしすぎたことに気づかない。
④そのため、低価格の分野に「空白」が生じ、破壊的イノベーションを採用した競争相手が入り込む余地ができる。

破壊的イノベーションはなぜ持続的イノベーションにとって代わることができるのでしょうか？

①大概、低価格、シンプル、小型、使い勝手がよい。
②従来とはまったく異なる価値基準を市場にもたらす。
③主流から外れた少数の、たいていは新しい顧客に評価される特徴がある。
④やがて市場は破壊的製品に取って代わられる。

クリステンセン教授はこう指摘します。

医療の世界でもイノベーションは起きているが、ほとんどが持続的イノベーションである。副作用もなく効果的で安くて誰の手にも届くものとはなっていない。診療所や病院という古典的なビジネスモデルからはずれるわけでもない。すなわち破壊的イノベーションは起きていないのである。

本書で述べてきたビタミンDサプリはがん医療における「破壊的イノベーション」になり得るのではないかと私は考えています。

ビタミンDサプリは医師の処方箋を必要としません。従って病院やクリニックを受診する必要がなく、ネットでも薬局でも購入できます。さらに日光にあたることは無料です。

ただし、その「がんの再発・死亡を本当に抑える」効果が本当にあるのかは、アマテラス試験2の結果次第です。論文発表まであと数年かかりますが、世の中に良い知らせを届けられるよう粉骨砕身努力する所存です。

A Secondary Analysis of the VITAL Randomized Clinical Trial. JAMA Netw Open. 2020 Nov 2;3(11):e2025850.

6 Akutsu T, Okada S, Hirooka S, Ikegami M, Ohdaira H, Suzuki Y, Urashima M. Effect of Vitamin D on Relapse-Free Survival in a Subgroup of Patients with p53 Protein-Positive Digestive Tract Cancer:A Post Hoc Analysis of the AMATERASU Trial. Cancer Epidemiol Biomarkers Prev. 2020 Feb;29(2):406-413.

7 Kanno K, Akutsu T, Ohdaira H, Suzuki Y, Urashima M. Effect of Vitamin D Supplements on Relapse or Death in a p53-Immunoreactive Subgroup With Digestive Tract Cancer:Post Hoc Analysis of the AMATERASU Randomized Clinical Trial. JAMA Netw Open. 2023 Aug 1;6(8):e2328886.

8 Kuznia S, Zhu A, Akutsu T, Buring JE, Camargo CA Jr, Cook NR, Chen LJ, Cheng TD, Hantunen S, Lee IM, Manson JE, Neale RE, Scragg R, Shadyab AH, Sha S, Sluyter J, Tuomainen TP, Urashima M, Virtanen JK, Voutilainen A, Wactawski-Wende J, Waterhouse M, Brenner H, Schöttker B. Efficacy of vitamin D3 supplementation on cancer mortality:Systematic review and individual patient data meta-analysis of randomised controlled trials. Ageing Res Rev. 2023 Jun;87:101923.

9 Holick MF. The Death D-Fying Vitamin D3 for Digestive Tract Cancers-The p53 Antibody Connection. JAMA Netw Open. 2023 Aug 1;6(8):e2328883.

10 Holick MF. Vitamin D deficiency. N Engl J Med. 2007 Jul 19;357(3):266-81.

11. Chen H, Reed G, Guardia J, Lakhan S, Couture O, Hays E, Chandar N. Vitamin D directly regulates Mdm2 gene expression in osteoblasts. Biochem Biophys Res Commun. 2013 Jan 4;430(1):370-4.

12 Ishida Y, Agata Y, Shibahara K, Honjo T. Induced expression of PD-1, a novel member of the immunoglobulin gene superfamily, upon programmed cell death. EMBO J. 1992 Nov;11(11):3887-95.

13. Okuyama M, Mezawa H, Kawai T, Urashima M. Elevated Soluble PD-L1 in Pregnant Women's Serum Suppresses the Immune Reaction. Front Immunol. 2019 Feb 18;10:86.

14. Dimitrov V, Bouttier M, Boukhaled G, Salehi-Tabar R, Avramescu RG, Memari B, Hasaj B, Lukacs GL, Krawczyk CM, White JH. Hormonal vitamin D up-regulates tissue-specific PD-L1 and PD-L2 surface glycoprotein expression in humans but not mice. J Biol Chem. 2017 Dec 15;292(50):20657-20668.

15. Morita M, Okuyama M, Akutsu T, Ohdaira H, Suzuki Y, Urashima M. Vitamin D Supplementation Regulates Postoperative Serum Levels of PD-L1 in Patients with Digestive Tract Cancer and Improves Survivals in the Highest Quintile of PD-L1: A Post Hoc Analysis of the AMATERASU Randomized Controlled Trial. Nutrients. 2021 Jun 9;13(6):1987.

16 Keum N, Lee DH, Greenwood DC, Manson JE, Giovannucci E. Vitamin D supplementation and total cancer incidence and mortality:a meta-analysis of randomized controlled trials. Ann Oncol. 2019 May 1;30(5):733-743.

17 Zhang Y, Fang F, Tang J, Jia L, Feng Y, Xu P, Faramand A. Association between vitamin D supplementation and mortality: systematic review and meta-analysis. BMJ. 2019 Aug 12;366:l4673.

chromeextension://efaidnbmnnnibpcajpcglclefindmkaj/https://www.unscear.org/docs/reports/2008/11-80076_Report_2008_Annex_D.pdf
3. Sawada T, et al. Mass screening for neuroblastoma in infants in Japan. Interim report of a mass screening study group. Lancet. 1984;2(8397):271-3
4. Schilling FH, Spix C, Berthold F, Erttmann R, Fehse N, Hero B, Klein G, Sander J, Schwarz K, Treuner J, Zorn U, Michaelis J. Neuroblastoma screening at one year of age. N Engl J Med. 2002 Apr 4;346(14):1047-53.
5. Woods WG, Gao RN, Shuster JJ, Robison LL, Bernstein M, Weitzman S, Bunin G, Levy I, Brossard J, Dougherty G, Tuchman M, Lemieux B. Screening of infants and mortality due to neuroblastoma. N Engl J Med. 2002 Apr 4;346(14):1041-6.
6. Bretthauer M, Løberg M, Wieszczy P, Kalager M, Emilsson L, Garborg K, Rupinski M, Dekker E, Spaander M, Bugajski M, Holme Ø, Zauber AG, Pilonis ND, Mroz A, Kuipers EJ, Shi J, Hernán MA, Adami HO, Regula J, Hoff G, Kaminski MF; NordICC Study Group. Effect of Colonoscopy Screening on Risks of Colorectal Cancer and Related Death. N Engl J Med. 2022 Oct 27;387(17):1547-1556.
7 Kanno K, Akutsu T, Ohdaira H, Suzuki Y, Urashima M. Effect of Vitamin D Supplements on Relapse or Death in a p53-Immunoreactive Subgroup With Digestive Tract Cancer:Post Hoc Analysis of the AMATERASU Randomized Clinical Trial. JAMA Netw Open. 2023 Aug 1;6(8):e2328886.

第3章

1 Brahmer J, Reckamp KL, Baas P, Crinò L, Eberhardt WE, Poddubskaya E, Antonia S, Pluzanski A, Vokes EE, Holgado E, Waterhouse D, Ready N, Gainor J, Arén Frontera O, Havel L, Steins M, Garassino MC, Aerts JG, Domine M, Paz-Ares L, Reck M, Baudelet C, Harbison CT, Lestini B, Spigel DR. Nivolumab versus Docetaxel in Advanced Squamous-Cell Non-Small-Cell Lung Cancer. N Engl J Med. 2015 Jul 9;373(2):123-35.
2. Urashima M, Ohdaira H, Akutsu T, Okada S, Yoshida M, Kitajima M, Suzuki Y. Effect of Vitamin D Supplementation on Relapse-Free Survival Among Patients With Digestive Tract Cancers: The AMATERASU Randomized Clinical Trial. JAMA. 2019 Apr 9;321(14):1361-1369.
3. Ng K, Nimeiri HS, McCleary NJ, Abrams TA, Yurgelun MB, Cleary JM, Rubinson DA, Schrag D, Miksad R, Bullock AJ, Allen J, Zuckerman D, Chan E, Chan JA, Wolpin BM, Constantine M, Weckstein DJ, Faggen MA, Thomas CA, Kournioti C, Yuan C, Ganser C, Wilkinson B, Mackintosh C, Zheng H, Hollis BW, Meyerhardt JA, Fuchs CS. Effect of High-Dose vs Standard-Dose Vitamin D3 Supplementation on Progression-Free Survival Among Patients With Advanced or Metastatic Colorectal Cancer: The SUNSHINE Randomized Clinical Trial. JAMA. 2019 Apr 9;321(14):1370-1379.
4. Manson JE, Cook NR, Lee IM, Christen W, Bassuk SS, Mora S, Gibson H, Gordon D, Copeland T, D'Agostino D, Friedenberg G, Ridge C, Bubes V, Giovannucci EL, Willett WC, Buring JE; VITAL Research Group. Vitamin D Supplements and Prevention of Cancer and Cardiovascular Disease. N Engl J Med. 2019 Jan 3;380(1):33-44.
5. Chandler PD, Chen WY, Ajala ON, Hazra A, Cook N, Bubes V, Lee IM, Giovannucci EL, Willett W, Buring JE, Manson JE; VITAL Research Group. Effect of Vitamin D3 Supplements on Development of Advanced Cancer:

predictors of vitamin D status and cancer incidence and mortality in men. J Natl Cancer Inst. 2006 Apr 5;98(7):451-9.

21. Ng K, Meyerhardt JA, Wu K, Feskanich D, Hollis BW, Giovannucci EL, Fuchs CS. Circulating 25-hydroxyvitamin d levels and survival in patients with colorectal cancer. J Clin Oncol. 2008 Jun 20;26(18):2984-91.
22. Goodwin PJ, Ennis M, Pritchard KI, Koo J, Hood N. Prognostic effects of 25-hydroxyvitamin D levels in early breast cancer. J Clin Oncol. 2009 Aug 10;27(23):3757-63.
23. Mezawa H, Sugiura T, Watanabe M, Norizoe C, Takahashi D, Shimojima A, Tamez S, Tsutsumi Y, Yanaga K, Urashima M. Serum vitamin D levels and survival of patients with colorectal cancer: post-hoc analysis of a prospective cohort study. BMC Cancer. 2010 Jul 2;10:347.
24. LeBoff MS, Chou SH, Ratliff KA, Cook NR, Khurana B, Kim E, Cawthon PM, Bauer DC, Black D, Gallagher JC, Lee IM, Buring JE, Manson JE. Supplemental Vitamin D and Incident Fractures in Midlife and Older Adults. N Engl J Med. 2022 Jul 28;387(4):299-309.
25. Ganmaa D, Khudyakov P, Buyanjargal U, Tserenkhuu E, Erdenenbaatar S, Achtai CE, Yansanjav N, Delgererekh B, Ankhbat M, Tsendjav E, Ochirbat B, Jargalsaikhan B, Enkhmaa D, Martineau AR. Vitamin D supplements for fracture prevention in schoolchildren in Mongolia: analysis of secondary outcomes from a multicentre, double-blind, randomised, placebo-controlled trial. Lancet Diabetes Endocrinol. 2024 Jan;12(1):29-38.
26. Sanders KM, Stuart AL, Williamson EJ, Simpson JA, Kotowicz MA, Young D, Nicholson GC. Annual high-dose oral vitamin D and falls and fractures in older women: a randomized controlled trial. JAMA. 2010 May 12;303(18):1815-22.
27. Powe CE, Evans MK, Wenger J, Zonderman AB, Berg AH, Nalls M, Tamez H, Zhang D, Bhan I, Karumanchi SA, Powe NR, Thadhani R. Vitamin D-binding protein and vitamin D status of black Americans and white Americans. N Engl J Med. 2013 Nov 21;369(21):1991-2000.
28. Urashima M, Okuyama M, Akutsu T, Ohdaira H, Kaji M, Suzuki Y. Effect of Vitamin D Supplementation on Survival of Digestive Tract Cancer Patients with Low Bioavailable 25-Hydroxyvitamin D levels: A Post Hoc Analysis of the AMATERASU Randomized Clinical Trial. Cancers (Basel). 2020 Feb 4;12(2):347.
29. Urashima M, Mezawa H, Noya M, Camargo CA Jr. Effects of vitamin D supplements on influenza A illness during the 2009 H1N1 pandemic: a randomized controlled trial. Food Funct. 2014 Sep;5(9):2365-70.

第2章

1. Hamdy FC, Donovan JL, Lane JA, Mason M, Metcalfe C, Holding P, Davis M, Peters TJ, Turner EL, Martin RM, Oxley J, Robinson M, Staffurth J, Walsh E, Bollina P, Catto J, Doble A, Doherty A, Gillatt D, Kockelbergh R, Kynaston H, Paul A, Powell P, Prescott S, Rosario DJ, Rowe E, Neal DE; ProtecT Study Group. 10-Year Outcomes after Monitoring, Surgery, or Radiotherapy for Localized Prostate Cancer. N Engl J Med. 2016 Oct 13;375(15):1415-1424.
2. UNSCEAR 2008 Report Annex D Health effects due to radiation from the Chernobyl accident.

9. De Filippis A, Fiorentino M, Guida L, Annunziata M, Nastri L, Rizzo A. Vitamin D reduces the inflammatory response by Porphyromonas gingivalis infection by modulating human β-defensin-3 in human gingival epithelium and periodontal ligament cells. Int Immunopharmacol. 2017 Jun;47:106-117.
10. Wang TT, Dabbas B, Laperriere D, Bitton AJ, Soualhine H, Tavera-Mendoza LE, Dionne S, Servant MJ, Bitton A, Seidman EG, Mader S, Behr MA, White JH. Direct and indirect induction by 1,25-dihydroxyvitamin D3 of the NOD2/CARD15-defensin beta2 innate immune pathway defective in Crohn disease. J Biol Chem. 2010 Jan 22;285(4):2227-31.
11. Urashima M, Segawa T, Okazaki M, Kurihara M, Wada Y, Ida H. Randomized trial of vitamin D supplementation to prevent seasonal influenza A in schoolchildren. Am J Clin Nutr. 2010 May;91(5):1255-60.
12. Aglipay M, Birken CS, Parkin PC, Loeb MB, Thorpe K, Chen Y, Laupacis A, Mamdani M, Macarthur C, Hoch JS, Mazzulli T, Maguire JL; TARGet Kids! Collaboration. Effect of High-Dose vs Standard-Dose Wintertime Vitamin D Supplementation on Viral Upper Respiratory Tract Infections in Young Healthy Children. JAMA. 2017 Jul 18;318(3):245-254.
13. Zhu Z, Zhu X, Gu L, Zhan Y, Chen L, Li X. Association Between Vitamin D and Influenza: Meta-Analysis and Systematic Review of Randomized Controlled Trials. Front Nutr. 2022 Jan 7;8:799709.
14. Thompson B, Waterhouse M, English DR, McLeod DS, Armstrong BK, Baxter C, Duarte Romero B, Ebeling PR, Hartel G, Kimlin MG, Rahman ST, van der Pols JC, Venn AJ, Webb PM, Whiteman DC, Neale RE. Vitamin D supplementation and major cardiovascular events: D-Health randomised controlled trial. BMJ. 2023 Jun 28;381:e075230.
15. Liu YH, Zhang YS, Chen JY, Wang ZJ, Liu YX, Li JQ, Xu XJ, Xie NJ, Lye S, Tan N, Duan CY, Wei YX, He PC. Comparative effectiveness of prophylactic strategies for preeclampsia: a network meta-analysis of randomized controlled trials. Am J Obstet Gynecol. 2023 May;228(5):535-546.
16. Pittas AG, Dawson-Hughes B, Sheehan P, Ware JH, Knowler WC, Aroda VR, Brodsky I, Ceglia L, Chadha C, Chatterjee R, Desouza C, Dolor R, Foreyt J, Fuss P, Ghazi A, Hsia DS, Johnson KC, Kashyap SR, Kim S, LeBlanc ES, Lewis MR, Liao E, Neff LM, Nelson J, O'Neil P, Park J, Peters A, Phillips LS, Pratley R, Raskin P, Rasouli N, Robbins D, Rosen C, Vickery EM, Staten M; D2d Research Group. Vitamin D Supplementation and Prevention of Type 2 Diabetes. N Engl J Med. 2019 Aug 8;381(6):520-530
17. Hahn J, Cook NR, Alexander EK, Friedman S, Walter J, Bubes V, Kotler G, Lee IM, Manson JE, Costenbader KH. Vitamin D and marine omega 3 fatty acid supplementation and incident autoimmune disease: VITAL randomized controlled trial. BMJ. 2022 Jan 26;376:e066452.
18. Chen LJ, Sha S, Stocker H, Brenner H, Schöttker B. The associations of serum vitamin D status and vitamin D supplements use with all-cause dementia, Alzheimer's disease, and vascular dementia: a UK Biobank based prospective cohort study. Am J Clin Nutr. 2024 Apr;119(4):1052-1064.
19. Garland CF, Garland FC, Gorham ED, Lipkin M, Newmark H, Mohr SB, Holick MF. The role of vitamin D in cancer prevention. Am J Public Health. 2006 Feb;96(2):252-61.
20. Giovannucci E, Liu Y, Rimm EB, Hollis BW, Fuchs CS, Stampfer MJ, Willett WC. Prospective study of

A Secondary Analysis of the VITAL Randomized Clinical Trial. JAMA Netw Open. 2020 Nov 2;3(11):e2025850.

14. Kuznia S, Zhu A, Akutsu T, Buring JE, Camargo CA Jr, Cook NR, Chen LJ, Cheng TD, Hantunen S, Lee IM, Manson JE, Neale RE, Scragg R, Shadyab AH, Sha S, Sluyter J, Tuomainen TP, Urashima M, Virtanen JK, Voutilainen A, Wactawski-Wende J, Waterhouse M, Brenner H, Schöttker B. Efficacy of vitamin D3 supplementation on cancer mortality: Systematic review and individual patient data meta-analysis of randomised controlled trials. Ageing Res Rev. 2023 Jun;87:101923.
15. Chen H, Reed G, Guardia J, Lakhan S, Couture O, Hays E, Chandar N. Vitamin D directly regulates Mdm2 gene expression in osteoblasts. Biochem Biophys Res Commun. 2013 Jan 4;430(1):370-4.

第1章

1. Urashima M, Ohdaira H, Akutsu T, Okada S, Yoshida M, Kitajima M, Suzuki Y. Effect of Vitamin D Supplementation on Relapse-Free Survival Among Patients With Digestive Tract Cancers: The AMATERASU Randomized Clinical Trial. JAMA. 2019 Apr 9;321(14):1361-1369.
2. Manson JE, Cook NR, Lee IM, Christen W, Bassuk SS, Mora S, Gibson H, Gordon D, Copeland T, D'Agostino D, Friedenberg G, Ridge C, Bubes V, Giovannucci EL, Willett WC, Buring JE; VITAL Research Group. Vitamin D Supplements and Prevention of Cancer and Cardiovascular Disease. N Engl J Med. 2019 Jan 3;380(1):33-44.
3. Hyppönen E, Power C. Hypovitaminosis D in British adults at age 45 y: nationwide cohort study of dietary and lifestyle predictors. Am J Clin Nutr. 2007;85:860-8.
4. Holick MF. Vitamin D deficiency. N Engl J Med. 2007 Jul 19;357(3):266-81.
5. Liu PT, Stenger S, Li H, Wenzel L, Tan BH, Krutzik SR, Ochoa MT, Schauber J, Wu K, Meinken C, Kamen DL, Wagner M, Bals R, Steinmeyer A, Zügel U, Gallo RL, Eisenberg D, Hewison M, Hollis BW, Adams JS, Bloom BR, Modlin RL. Toll-like receptor triggering of a vitamin D-mediated human antimicrobial response. Science. 2006 Mar 24;311(5768):1770-3.
6. Tran TH, Nguyen TL, Nguyen TD, Luong TS, Pham PM, Nguyen vV, Pham TS, Vo CD, Le TQ, Ngo TT, Dao BK, Le PP, Nguyen TT, Hoang TL, Cao VT, Le TG, Nguyen DT, Le HN, Nguyen KT, Le HS, Le VT, Christiane D, Tran TT, Menno de J, Schultsz C, Cheng P, Lim W, Horby P, Farrar J; World Health Organization International Avian Influenza Investigative Team. Avian influenza A (H5N1) in 10 patients in Vietnam. N Engl J Med. 2004 Mar 18;350(12):1179-88.
7. Ungchusak K, Auewarakul P, Dowell SF, Kitphati R, Auwanit W, Puthavathana P, Uiprasertkul M, Boonnak K, Pittayawonganon C, Cox NJ, Zaki SR, Thawatsupha P, Chittaganpitch M, Khontong R, Simmerman JM, Chunsutthiwat S. Probable person-to-person transmission of avian influenza A (H5N1). N Engl J Med. 2005 Jan 27;352(4):333-40.
8. Leikina E, Delanoe-Ayari H, Melikov K, Cho MS, Chen A, Waring AJ, Wang W, Xie Y, Loo JA, Lehrer RI, Chernomordik LV. Carbohydrate-binding molecules inhibit viral fusion and entry by crosslinking membrane glycoproteins. Nat Immunol. 2005 Oct;6(10):995-1001.

参考文献

プロローグ

1. FARBER S, DIAMOND LK. Temporary remissions in acute leukemia in children produced by folic acid antagonist, 4-aminopteroyl-glutamic acid. N Engl J Med. 1948 Jun 3;238(23):787-93.
2. Hunger SP, Mullighan CG. Acute Lymphoblastic Leukemia in Children. N Engl J Med. 2015 Oct 15;373(16):1541-52.
3. Foà R, Bassan R, Vitale A, Elia L, Piciocchi A, Puzzolo MC, Canichella M, Viero P, Ferrara F, Lunghi M, Fabbiano F, Bonifacio M, Fracchiolla N, Di Bartolomeo P, Mancino A, De Propris MS, Vignetti M, Guarini A, Rambaldi A, Chiaretti S; GIMEMA Investigators. Dasatinib-Blinatumomab for Ph-Positive Acute Lymphoblastic Leukemia in Adults. N Engl J Med. 2020 Oct 22;383(17):1613-1623.
4. Foà R, Chiaretti S. Philadelphia Chromosome-Positive Acute Lymphoblastic Leukemia. N Engl J Med. 2022 Jun 23;386(25):2399-2411.
5. Bray F, Laversanne M, Sung H, Ferlay J, Siegel RL, Soerjomataram I, Jemal A. Global cancer statistics 2022: GLOBOCAN estimates of incidence and mortality worldwide for 36 cancers in 185 countries. CA Cancer J Clin. 2024 May-Jun;74(3):229-263.
6. International Agency for Research on Cancer. Estimated Number of New Cases from 2020 to 2045, Both Sexes, Age [0-85+]. Available online: https://gco.iarc.fr/tomorrow/en/dataviz/isotype(accessed on 4 June 2024).
7. Urashima M, Ohdaira H, Akutsu T, Okada S, Yoshida M, Kitajima M, Suzuki Y. Effect of Vitamin D Supplementation on Relapse-Free Survival Among Patients With Digestive Tract Cancers: The AMATERASU Randomized Clinical Trial. JAMA. 2019 Apr 9;321(14):1361-1369.
8. Akutsu T, Okada S, Hirooka S, Ikegami M, Ohdaira H, Suzuki Y, Urashima M. Effect of Vitamin D on Relapse-Free Survival in a Subgroup of Patients with p53 Protein-Positive Digestive Tract Cancer: A Post Hoc Analysis of the AMATERASU Trial. Cancer Epidemiol Biomarkers Prev. 2020 Feb;29(2):406-413.
9. Kanno K, Akutsu T, Ohdaira H, Suzuki Y, Urashima M. Effect of Vitamin D Supplements on Relapse or Death in a p53-Immunoreactive Subgroup With Digestive Tract Cancer: Post Hoc Analysis of the AMATERASU Randomized Clinical Trial. JAMA Netw Open. 2023 Aug 1;6(8):e2328886.
10. Holick MF. The Death D-Fying Vitamin D3 for Digestive Tract Cancers-The p53 Antibody Connection. JAMA Netw Open. 2023 Aug 1;6(8):e2328883.
11. Holick MF. Vitamin D deficiency. N Engl J Med. 2007 Jul 19;357(3):266-81.
12. Manson JE, Cook NR, Lee IM, Christen W, Bassuk SS, Mora S, Gibson H, Gordon D, Copeland T, D'Agostino D, Friedenberg G, Ridge C, Bubes V, Giovannucci EL, Willett WC, Buring JE; VITAL Research Group. Vitamin D Supplements and Prevention of Cancer and Cardiovascular Disease. N Engl J Med. 2019 Jan 3;380(1):33-44.
13. Chandler PD, Chen WY, Ajala ON, Hazra A, Cook N, Bubes V, Lee IM, Giovannucci EL, Willett W, Buring JE, Manson JE; VITAL Research Group. Effect of Vitamin D3 Supplements on Development of Advanced Cancer:

著者略歴

1962年、愛知県生まれ、東京育ち。東京慈恵会医科大学分子疫学研究部部長・教授。小児科専門医。86年、東京慈恵会医科大学卒業後、附属病院において骨髄移植を中心とした小児がん医療に献身。93年、医学博士。94〜97年、ダナファーバー癌研究所留学。2000年、ハーバード大学大学院にて公衆衛生修士取得。13年より東京慈恵会医科大学教授。小児科診療、学生教育に勤しむ傍ら、分子疫学研究室室長として研究にも携わる。9・11米国同時多発テロに強い衝撃を受け、医師として大勢の尊い命を守るべく活動するようになる。専門は小児科、疫学、統計学、がん、感染症。現在はビタミンDの臨床研究にフォーカスしている。またパンデミック、災害医療も含めたグローバル・ヘルスにも注力している。

主な著書に『新型コロナ　データで迫るその姿　エビデンスに基づき理解する』（DOJIN選書）、『ハーバード式病気にならない生活術　「疫学」の力でやせる、健康になる』（マキノ出版）、『みんなが信じている健康法のウソ』（マガジンハウス）などがある。


ビタミンDでがんの再発《さいはつ》・死亡《しぼう》を予防《よぼう》する！

――ビタミンDは副作用《ふくさよう》のない抗《こう》がん剤《ざい》

二〇二五年一月一一日　第一刷発行

著者　浦島充佳《うらしまみつよし》
発行者　古屋信吾
発行所　株式会社さくら舎　http://www.sakurasha.com
東京都千代田区富士見一-二-一一　〒一〇二-〇〇七一
電話　営業　〇三-五二一一-六五三三　FAX　〇三-五二一一-六四八一
編集　〇三-五二一一-六四八〇　振替　〇〇一九〇-八-四〇二〇六〇
装丁　アルビレオ
印刷　株式会社新藤慶昌堂
製本　株式会社若林製本工場

©2025 Urashima Mitsuyoshi Printed in Japan
ISBN978-4-86581-448-4

本書の全部または一部の複写・複製・転訳載および磁気または光記録媒体への入力等を禁じます。これらの許諾については小社までご照会ください。

落丁本・乱丁本は購入書店名を明記のうえ、小社にお送りください。送料は小社負担にてお取り替えいたします。なお、この本の内容についてのお問い合わせは編集部あてにお願いいたします。

定価はカバーに表示してあります。

さくら舎の好評既刊

山口 創

からだの無意識の治癒力

身体は不調を治す力を知っている

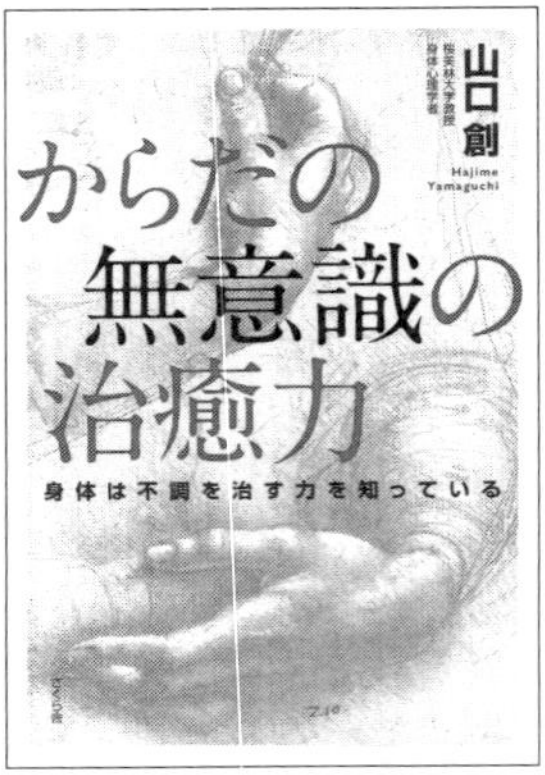

手洗いやうがいで、なぜ心が浄化されるのか!?
不安やストレス、うつから発達障害まで解消!
気がついていない身体が持つ「治癒力」発動法!

1500円(+税)

定価は変更することがあります。

さくら舎の好評既刊

上月英樹

精神科医がよくつかっている
治癒することば

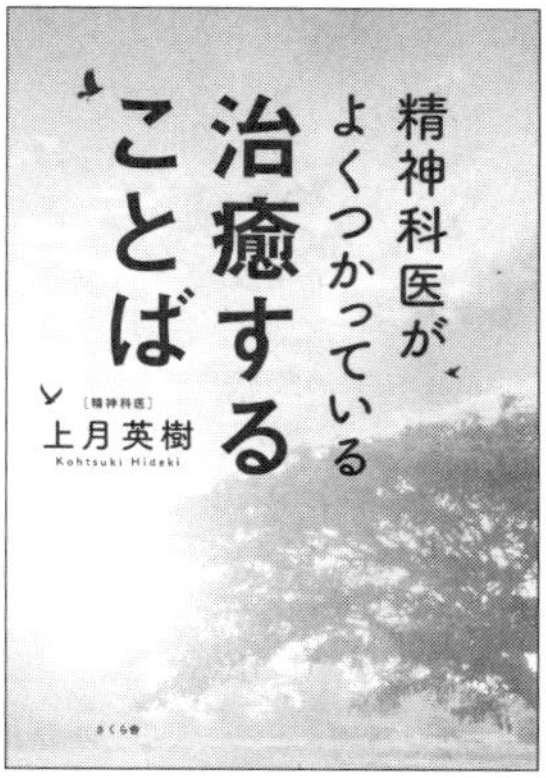

こころが悩み疲れている人へ！実際の診療で効果を確信した120のことばを厳選！癒されます！
うつが、不安が、悩みが消え、気持ちが楽になる！

1400円（＋税）

定価は変更することがあります。

さくら舎の好評既刊

溝口 徹

最新版　花粉症は１週間で治る!

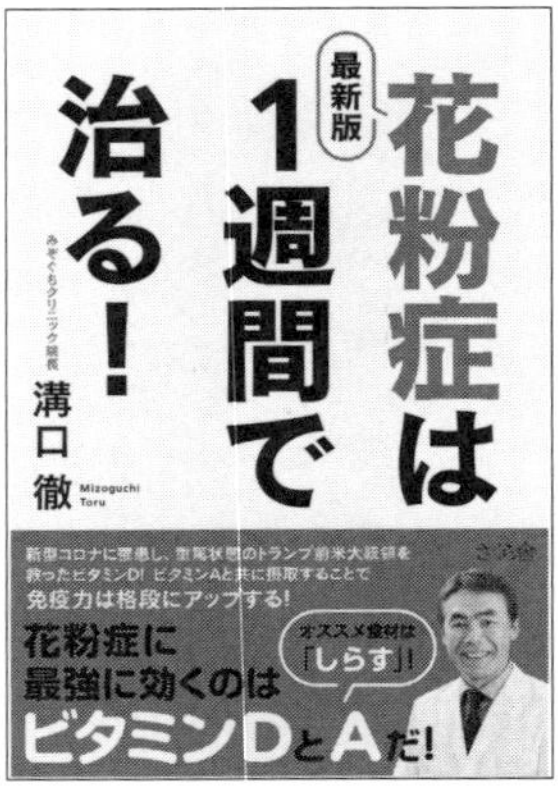

新型コロナに罹患し、重篤状態のトランプ前米大統領を救ったビタミンD！　ビタミンAと共に摂取することで免疫力は格段アップする！

1500円（＋税）

定価は変更することがあります。